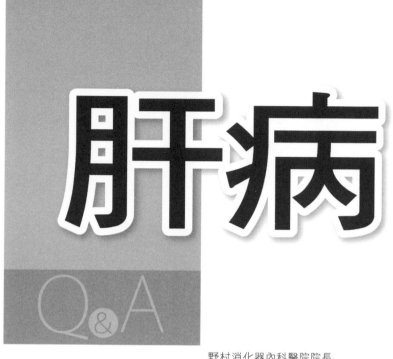

肝病 Q&A

野村消化器內科醫院院長
野村喜重郎◎監修
長庚大學醫學院內科教授
廖運範◎審訂
蕭志強◎翻譯

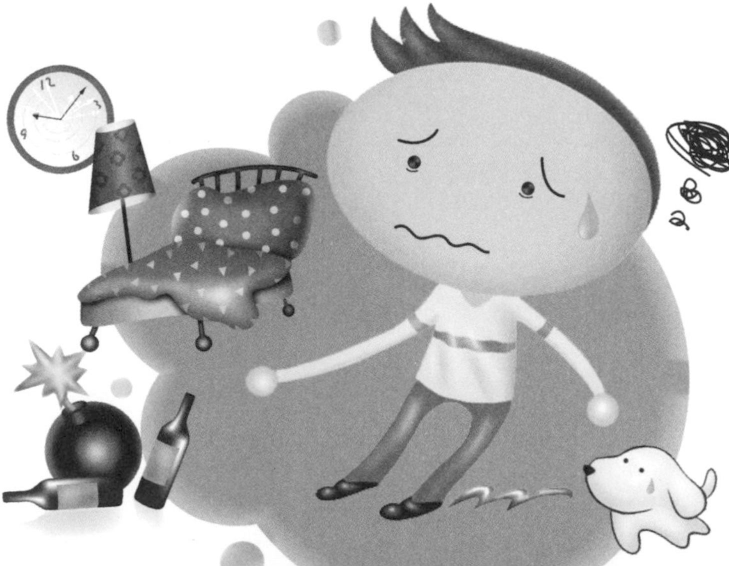

前言

醫學發展日新月異，肝病的相關知識與療法也不例外。近年來醫學發展在肝臟疾病的成因、診斷以及治療方法等各方面的進步尤其令人印象深刻。本書除了介紹肝病防治的最新情報之外，還將利用Q&A的方式，盡可能淺顯明白地解說肝病的相關知識。

本書第一章介紹肝臟的構造與機能，以及主要的肝臟疾病；第二章說明肝臟的檢查方法與各種數值所代表的意義，幫助讀者了解各種檢測的目的以及判讀體檢數據；第三章詳細說明各類型肝病的症狀與罹病原因，幫助讀者進行相關的肝病防治工作；第四章具體說明目前最先進的肝病療法，並介紹各種有效的藥劑；第五章則從預防與療養兩方面出發，說明「溫柔保肝」生活的要點。

肝病相當程度可說是生活習慣病，因此，維護肝臟健康的前提是培養良好生活習慣。本書限於篇幅無法對生活與飲食護肝做全面性的介紹，或許應該考慮另外寫一本《實踐篇・與肝病打交道的生活術》。正如「心肝寶貝」這句俗語所顯示的，肝臟是人體最重要的器官之一。希望本書能增進讀者對肝臟功能與疾病的了解，有效保護肝臟、預防疾病。當然，若不幸罹患肝病，仍得就醫，並且選擇最好的治療方式進行醫治。

野村喜重郎

肝病

目錄

第3章 肝病防治Q&A

第4章 肝病藥劑與治療Q&A……155

第5章 如何保肝護肝Q&A……203

第1章

認識肝臟與肝病

肝臟是維持生命的重要臟器

三千億個細胞組成的人體化學工廠

肝臟位於身體中央偏右的位置，由肋骨環繞保護。成人肝臟重約一千二百到一千五百公克，約占體重四十分之一到五十分之一，是體內最大臟器。

肝臟大約由三千億個肝細胞所組成。每個肝細胞都可說是小小的化學工廠，能夠獨立進行合成、代謝、貯藏和解毒等超過五百種的生化反應，並能製造膽汁這種消化液。換言之，肝臟是負責養活人體六十兆個細胞的臟器。

若肝臟功能降低，無法對有害物質進行解毒工作，毒素可能會回流到腦部等器官，嚴重時還會造成生命危險。肝臟體積之所以如此巨大，主要就是為了預防這樣的問題，亦即盡量擁有更多肝細胞，以應付不時之需。

肝臟之所以稱為「沉默的臟器」

肝臟內外幾乎沒有可以傳遞疼痛的神經。肝細胞的再生能力特強，所以經常被稱為「沉默的臟器」、「耐操的臟器」。也正因為有這兩種特性，所以罹

小知識

近年來快速進步的肝病療法

肝病相關知識與治療方法和以往相比，已經有非常大的改變。早期一般人認為，肝臟病是生活習慣病，主要致病原因是慢性飲酒、肥胖與運動不足等。但認為是這類原因造成肝病的看法，有減少的傾向。現在，罹患肝病主要原因是病毒感染。

近三十年來，遺傳基因研究辨識出B型與C型肝炎病毒的真面目，也因此建立了新的感染防治方法，這實

患肝病的人即使肝細胞逐漸壞死，患者也難以出現自覺症狀。

等到自覺症狀出現，疾病多半已經非常嚴重。根據臨床統計顯示，出現黃疸等全身症狀才察覺罹患肝病者，只占肝病患者三〇%，其餘約七〇%都是在健康檢查等狀況下偶然發現的。

肝臟的位置與大小

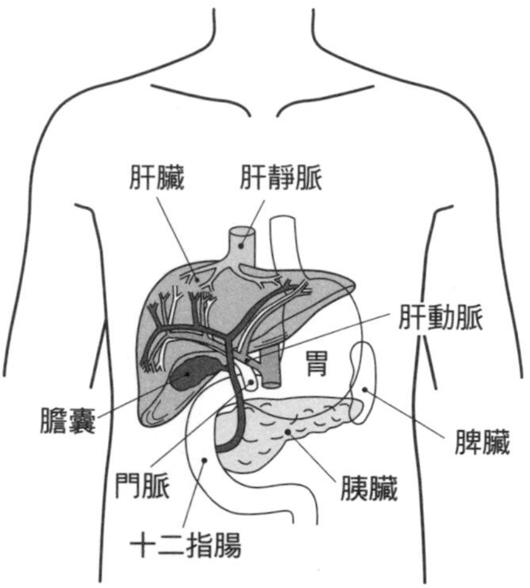

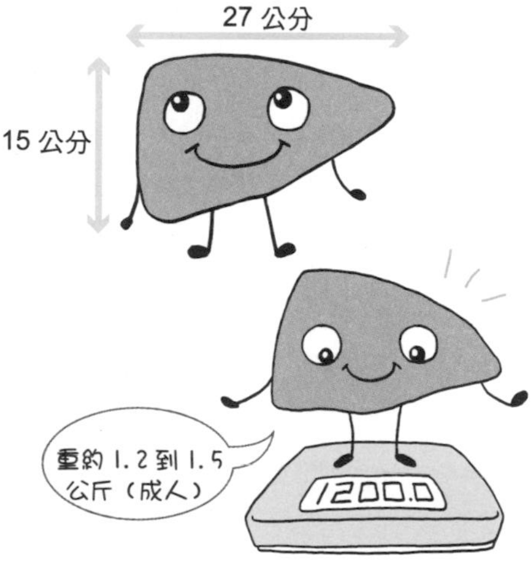

肝臟復原功能超強，即使切除七五到八〇%，四個月後仍能恢復原來的大小，功能也大致復原。所以，罹患肝病的人即使肝臟功能只剩四分之一，還是應該減輕肝臟負擔，同時持續尋找最佳改善肝病的方法。

在是醫學上的一大進步。同時，早期被認為無藥可治的肝硬化與肝癌，近來都已開發出有效的療法。至於如何預防肝炎病毒帶原者發病，避免慢性肝炎發作、惡化成肝硬化與肝癌等研究也都在不斷進行中。

肝病醫學研究進步快速，所以，肝病患者完全沒有悲觀的理由。只要能建立相關知識，認真配合醫師進行治療，肝病已經不是難以治療的疾病。

肝臟的組織與內部特徵

由消化道收集血液的「門脈」

肝臟分為左葉與右葉，右葉重量約為左葉五倍。將血液引進肝臟的血管除了直接從心臟送血液過來的「肝動脈」之外，還有「門脈」，門脈收集胃、腸、膽囊、胰臟和脾臟等處血液，這些血液含有吸收自消化道的營養。肝動脈與門脈進入肝臟之後持續進行分枝，最後進入「肝小葉」這種六角柱構造體之中。

肝小葉由密密麻麻的肝細胞堆積而成，肝臟的肝小葉多達五十萬個，內部有細枝化肝動脈與門脈構成的特殊微血管網，稱為「竇狀隙」。

每日處理多達二八八〇支酒瓶分量的血液

流入竇狀隙的血液八〇%來自門脈，二〇%來自肝動脈。所有肝細胞都會承接這些血液，也就是說肝細胞主要經由竇狀隙吸收氧氣與營養素。因此，肝小葉是否保持正常組織與功能，是判斷肝病患者嚴重程度的根據之一。

肝小葉中心部位另外還有中心靜

小知識

肝癌患者愈來愈多，必須小心防範

近年來肝病不斷出現更新、更有效的治療方法，肝病患者卻不斷增加。主要原因是，早期多達數百萬個B型與C型肝炎帶原者發作，不少人惡化變成肝硬化與肝癌。根據統計，日本目前約有八十二萬名男性罹患酒精成癮症（酒精依存症，約占成年男性二%），這些人都是肝硬化的高危險群。尤其肝炎病毒帶原者若大量飲脈，負責將完成解毒、充滿養分的血液送往心臟。肝臟處理（過濾、解毒）血液的量每分鐘一・五公升，二十四小時累積起來可達二千一百六十公升，換算成酒瓶相當於二八八〇支。

由此可見，肝臟的代謝與解毒功能對人體維持生命活動扮演著多麼重要的角色。

肝臟結構與肝小葉構造

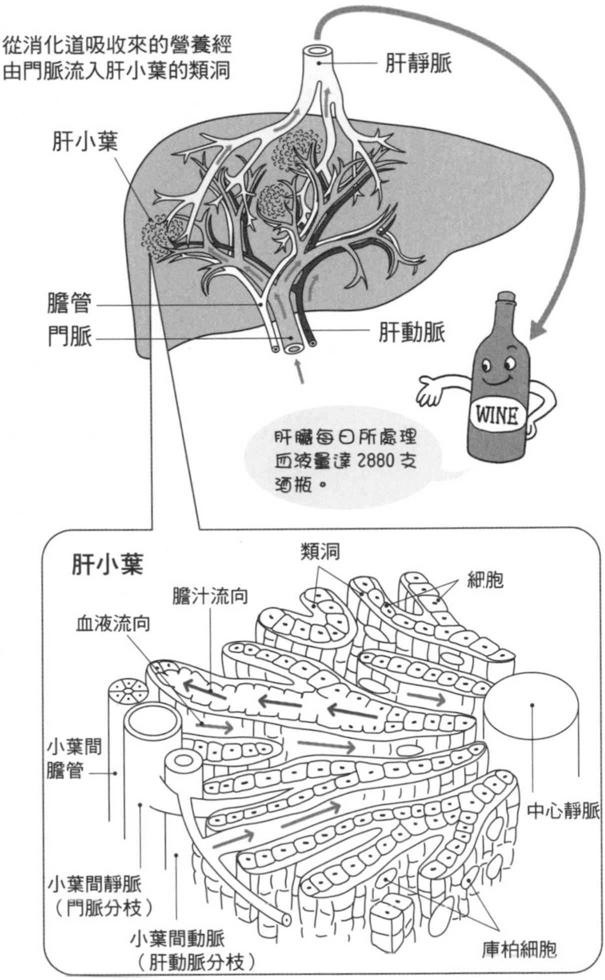

酒，容易罹患肝癌。

癌症為台灣第一大死因，其中肝癌在男性癌症中高居第一，在女性癌症中則居第二。目前日本每年肝癌死亡人數約三萬五千人，是僅次於肺癌、胃癌的第三大死亡原因，今後預期還會繼續增加。因此專家學者警告，肝病可能成為二十一世紀的「國民病」。可見，儘管治療方法不斷進步，但也不可因此對肝病粗心大意。

「早期發現、早期治療」是治療疾病的基本法則，治療肝病這種做法尤其重要，想避免肝病危害健康的人，都應徹底遵守。

肝臟的功能①……代謝

將胃腸吸收的營養素轉換成身體所需成分

所謂「代謝」，就是將體內某種物質轉換成其他物質的功用。人體進食主要目的是為了取得三大營養素（醣類、蛋白質和脂肪）、維生素與礦物質等。不過，這些營養素進入身體，無法立刻轉換成能量或直接成為身體組織一部分。

「肝細胞」就是負責依據身體需要，將門脈所吸收的營養素轉成各種成分的身體組織。轉化完成之後進行短暫儲存，再視必要由血液送往身體各部位。

醣類代謝

米飯與甜食所含的醣類經攝取進入人體後，會在肝細胞分解成最小單位的葡萄糖，然後送到血液。血液中的血糖濃度稱為「血糖值」，醣類攝取過多時，肝臟會將多餘的葡萄糖轉化為糖原貯存起來。空腹時血糖值降低，這些貯存的糖原就可再度分解成為葡萄糖，釋入血液。一般人除非罹患糖尿病，血糖

小知識

肝臟是維生素貯藏庫

肝臟不僅能貯存從食物攝取來的維生素，還可將原先無法發揮作用的維生素轉換成為活性型，或者合成新的維生素。

肝臟貯存維生素的功能有多強大，看看牛的例子就很清楚。牛肝臟所含的維生素量和里脊肉（瘦肉）相比，B_1為二倍，B_2為十二倍，C為三十倍，A更高達一千三百倍。

但若罹患肝病，肝臟貯

值幾乎都會維持一定的數值，這是肝臟發揮醣類代謝功能所致。

蛋白質與脂質代謝

食物中所含蛋白質進入體內會被體內酵素分解成胺基酸，由腸壁等細胞吸收，再經門脈進入肝臟，於肝臟進行蛋白質再合成之後再送到全身細胞供其利用。留在肝臟的部分蛋白質會轉換成葡萄糖和脂肪作為能量使用，此即肝臟的蛋白質代謝機制。

肝臟也會進行脂質代謝，身體攝取的脂質先在胃腸分解成脂肪酸等，再送到肝臟代謝成膽固醇、中性脂肪與磷脂質等，然後再度送回血液，成為形成身體各部位細胞組織的原料。

肝臟進行代謝的過程

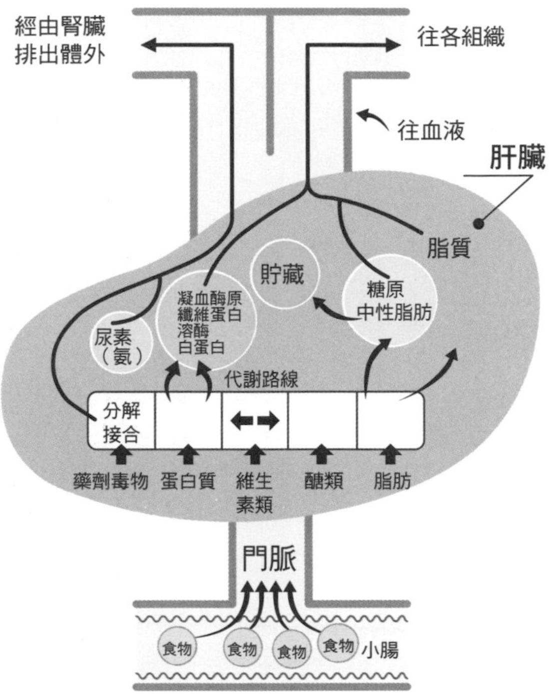

藏與合成維生素的功能就會明顯降低，導致患者出現維生素匱乏症狀。肝病患者必須每日以飲食充分補充維生素。

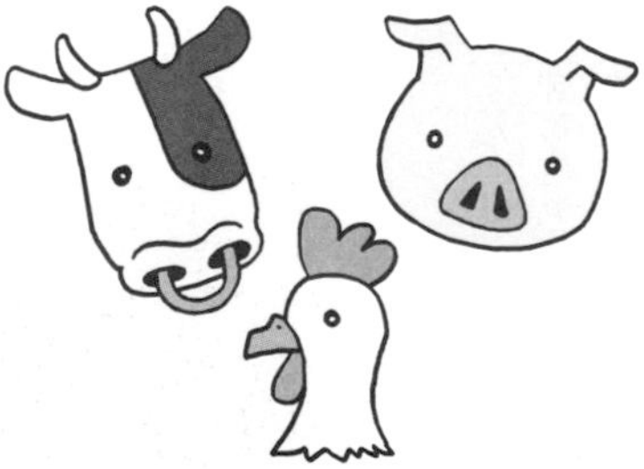

肝臟的功能②……解毒

將壞菌製造的氨轉換成為尿素

所謂「解毒」，就是利用氧化、還原和接合（將其他物質包入）等方式，將有害物質變成容易溶於水的狀態，然後經由尿液與膽汁排出體外。食物所含的蛋白質進入大腸之後，部分會被壞菌分解，產生氨等有害物質。肝臟則負責將這些有害物質轉化成尿素等無害物質排出體外。

若肝臟無法發揮正常解毒機能，腸道所吸收的氨進入血液會直接流到腦部，造成病患意識障礙。最常見的症狀是猛爆性肝炎，以及肝硬化末期肝功能明顯降低引起的「肝性腦症（昏迷）」。可見肝臟解毒機能是維持生命正常所不可或缺的。

酒精與藥劑也可在肝臟進行解毒

大量飲酒的人即使醉得不醒人事或者宿醉，只要經過一段時間，體內酒精還是會消失。同樣的，服用藥物之後經過一段時間效果會消失，這兩種現象都和肝臟有關。也就是肝臟將酒精與藥物

小知識

「很會喝酒」不等於「肝臟功能很健康」

肝內負責分解酒精的兩種酵素（ADH與MEOS）功能，有人天生強，有人天生弱。基本上，這兩種酵素功能偏弱的人，肝臟酒精處理能力差，容易一喝酒就醉。

必須注意的是「很會喝酒」不等於「肝臟功能正常」。有的人肝細胞酒精分解酵素活性很強，容易誤以為自己肝臟功能很好、很健

視為有害物質進行解毒，讓這兩種物質更容易排出體外。

身體吸收的酒精約五%直接經由呼氣與排尿排出體外，剩餘的由肝臟進行解毒。血液內部酒精濃度不高時，肝細胞內浮游的醇脫氫酶（ADH）就會將酒精氧化，轉換成乙醛。酒精攝取量大增使得ADH處理不及的時候，肝細胞內滑面內質網（滑面小胞體）的微粒體乙醇氧化系統（MEOS）就會動員起來，使酒精轉換成乙醛。

由此產生的乙醛，毒性比酒精強，所以，肝臟內部粒腺體（又稱為線粒體，mitochondrion）的醛脫氫酶（ALDH），就會使之分解成醋酸，變成水與二氧化碳進入血液之後排出體外。

體內分解酒精的過程

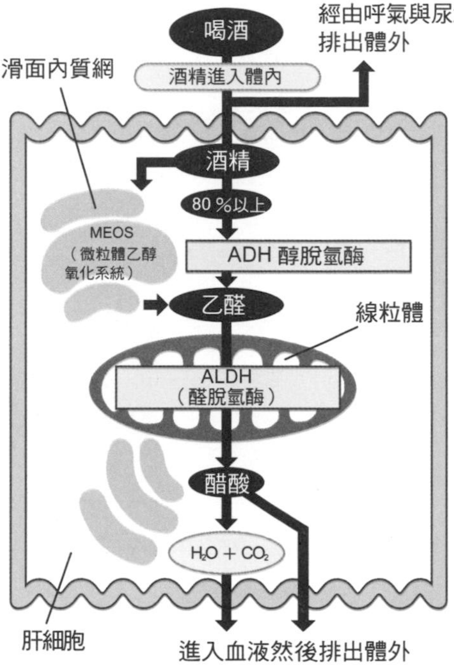

康。但事實上，容不容易酒醉關鍵在中樞神經，和肝臟健不健康的關係不大。

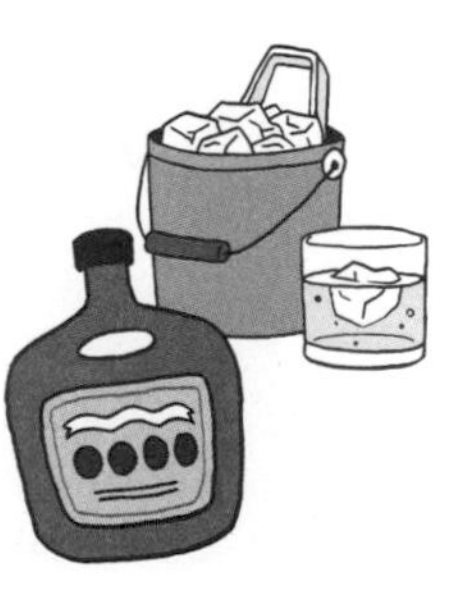

肝臟的功能③……膽汁分泌

可幫助脂肪消化的膽汁同樣由肝臟分泌

膽汁在肝臟內部製造，然後由肝細胞與肝細胞之間的微膽管收集，再送到膽囊。在膽囊濃縮完成的膽汁，經由總膽管送到十二指腸，在此分解脂肪。膽汁主要成分為膽汁酸以及水分、膽固醇、磷脂質和膽紅素等。

膽紅素是老舊紅血球在肝臟被破壞時，血紅蛋白分解過程中所產生的黃色色素。膽紅素不易溶於水，所以肝細胞會用糖醛酸這種物質加以接合，使之轉換成容易溶於水的接合型膽紅素（直接型膽紅素），排入膽汁。接合型膽紅素與膽汁一樣，進入十二指腸，最後隨糞便排出體外。糞便呈現黃色，主要就是因為其中摻雜含有黃色色素的膽紅素。

造成黃疸的膽紅素

可見膽汁不只扮演協助分解脂肪的消化液角色，膽紅素也可以促使體內老舊廢棄物排出體外。因此，若肝細胞膽紅素處理能力降低，膽紅素隨著血液循環全身，就容易造成患者產生「黃疸」

小知識

即便肝臟功能不佳仍必須適度攝取脂肪

罹患肝炎等肝臟疾病的患者容易出現黃疸、膽汁分泌功能降低和脂肪消化能力衰退等現象，患者容易出現腹脹、胃悶、下痢等症狀。此時營養師多半會建議病患每日脂肪攝取量不超過二十公克。但是若黃疸症狀已經過了巔峰期而食慾恢復正常，每日脂肪攝取量不妨恢復到三十至四十公克；若總卡路里攝取量恢復正常，可症狀，這種黃疸稱為「肝細胞性黃疸」。

此外，造成黃疸的原因還有很多，比如，肝癌患者肝臟內膽管容易受壓迫，膽道癌與膽結石患者膽管排泄膽汁的功能下降，這些都可能造成血液內部接合型膽紅素含量增加而呈現黃疸症狀，細分則還有「肝內膽汁鬱滯性黃疸」與「阻塞性黃疸」。

膽紅素的體內循環

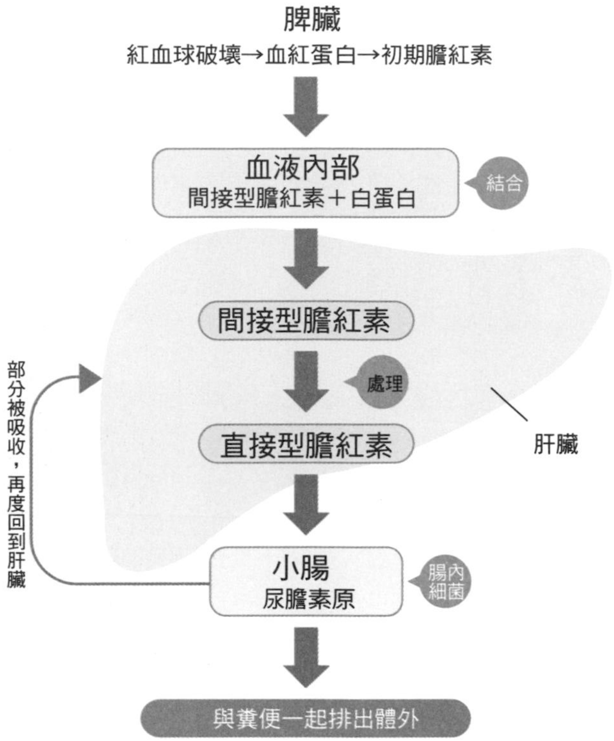

以和一般健康的人一樣每日攝取五十公克脂肪。

罹患肝病而受破壞的肝細胞，修復時必須利用蛋白質。適度攝取脂肪可提高身體吸收蛋白質的效率，有效補充身體所需脂溶性維生素A、D、E、K等。

但超過標準體重一〇%以及幾乎不運動的人，仍必須控制飲食，避免脂肪攝取過量。

肝病的分類（原因與症狀）

肝病的病名主要是根據病因與症狀來決定

根據肝病原因進行分類，肝病主要有：病毒性、酒精性、藥劑性、自我免疫性、代謝障礙性、先天性和過營養性（肥胖所導致）等。根據病變（病型）分類的肝病則有肝炎、肝硬化、脂肪肝和肝癌等。

綜合疾病的原因與病變，肝病主要可區分為「酒精性肝炎」、「酒精性肝硬化」和「過營養性脂肪肝」等。此外，病毒性肝炎根據其症狀還可區分為急性肝炎、慢性肝炎與猛爆性肝炎。慢性肝炎又有活動型與非活動型之分；猛爆性肝炎有急性型與亞急性型兩種。

其中特別值得注意的是，「肝炎」絕大多數是指病毒性肝炎。酒精性與自我免疫性等肝障礙，有些會出現類似病毒性肝炎的症狀，可例外地稱之為「肝炎」。但基本上，病毒性以外的肝病現在習慣稱為「肝障礙」，藉此和病毒性「肝炎」有所區別。

小知識

酒精性肝障礙並非「慢性肝炎」

肝臟細胞被破壞的狀況主要有兩種：一種是酒精這類物質進入體內，破壞肝臟細胞的正常功能與作用；另一種是進入體內的物質本身沒有破壞作用，但在免疫反應作用下造成肝細胞破壞，最典型的情況就是病毒性肝炎。

酒精性肝障礙的致病原因是酒精，所以只要不喝酒，肝障礙就會很快痊癒。

主要的肝病分類

*另有 E 型，類似 A 型，不會變成慢性；D 型只與 B 型肝炎病毒共同感染或只感染給慢性 B 型肝炎病毒帶原者，後者也會變成「慢性」。

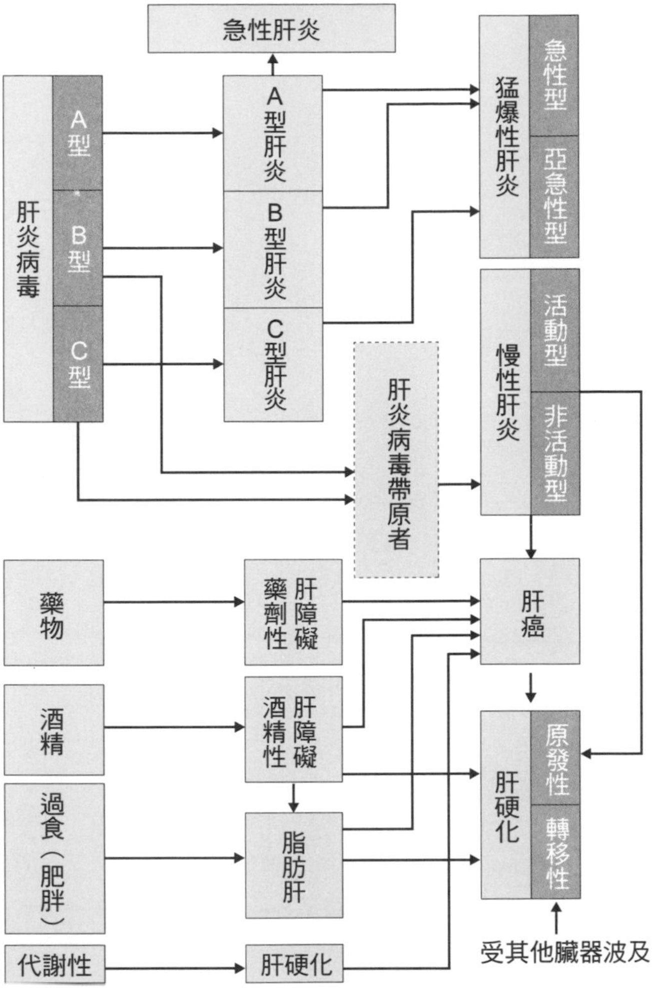

癌症部位別死亡人數（日本）

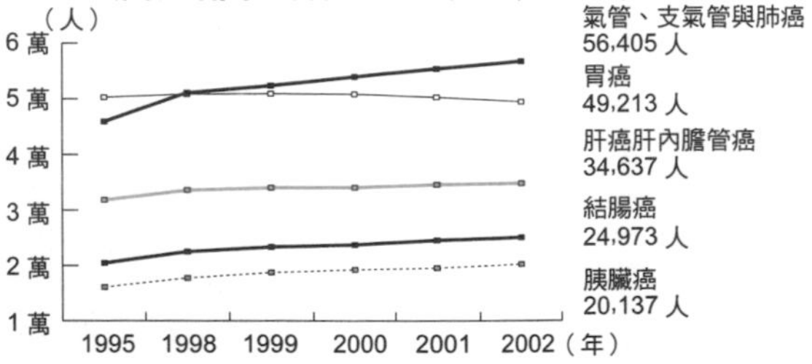

長期大量飲酒的人容易持續肝臟慢性發炎，但這並不是「慢性肝炎」。慢性肝炎的精確定義是，人體無法將群聚肝細胞的病毒排出體外，導致肝炎慢性化。

病毒與肝病的關係

大部分肝病患者都是病毒作祟所致

根據近幾十年的研究成果，大部分肝病患者都是病毒所致。因此，有人認為肝病可視為一種「感染症」。

肝炎病毒目前可以確認的有A型到E型五種。但醫學專家指出，可能還有尚未發現的肝炎病毒存在，也有人認為，應該還有G型與TT型兩種，也就是說共計有七種，但是對於G型與TT型在致病上的角色持否定意見的人很多。醫界主流目前的看法是，不屬於A～E型的肝炎病毒，統稱為「非A～E型」。

就感染肝炎病毒途徑而言，A型與E型主要是飲水與生食導致的經口感染；B型、C型和D型則是經血與體液所造成的非經口感染。B型、C型與D型這三種肝炎容易產生慢性化，如果經主治醫師診斷確認是這三種肝炎，患者必須有長期對抗疾病的心理準備。

容易造成肝癌的主要是B型與C型病毒

肝炎病毒之中特別可怕的是B型與

小知識

沒有編號的F型肝炎

F型肝炎病毒於一九九一年由日本研究團隊發現，但到目前為止其遺傳基因構造並未完全破解，因此並沒有正式病毒代號。F型肝炎主要是經口感染，容易造成急性肝炎發作，但一個月之後會自動痊癒，是沒有傳染危險性的「輸入傳染病」。

C型。並非從其他臟器移轉而來的原發性肝癌死亡人數，日本一年超過三萬人，其中大部分的致病原因是B型與C型肝炎病毒，致病過程則是慢性肝炎→肝硬化→肝癌。

基本上沒有慢性肝炎就不會繼續惡化，但感染B型肝炎的患者之中約一○%、C型肝炎感染者約六○到七○%會出現慢性肝炎，所以，確認是否為病毒帶原者非常重要，成年人特別是四十歲以上民眾，應定期進行肝炎相關檢查。

肝病惡化有時會有生命危險，除了肝硬化與肝癌一年奪走成千上萬條生命，也有不少人因為猛爆性肝炎喪命。猛爆性肝炎主要是急性肝炎惡化導致肝細胞大面積破壞，是死亡率高達七○到八○%的可怕疾病。

肝炎病毒一覽表

肝炎病毒A型通常簡稱HAV，B型簡稱HBV等等。所謂H與V，乃是肝炎（Hepatitis）與病毒（Virus）的英文字首。

病毒的種類	感染途徑	國內感染（日本）	急性肝炎	猛爆性肝炎	慢性肝炎	遺傳基因
A型肝炎病毒（HAV）	經口感染↓經由飲水與食物感染	●	●	▲	×	RNA
E型肝炎病毒（HEV）		▲	▲	▲	×	RNA
B型肝炎病毒（HBV）	血液感染↓經由血液與體液感染	●	●	●	●	DNA
D型肝炎病毒（HDV）		▲	▲	▲	●	RNA
C型肝炎病毒（HCV）		●	●	●	●	RNA

●：常見　▲不常見　×：無

日本最嚴重的肝炎病毒是C型

二○○四年十二月，日本厚生勞働省宣布，日本總計有多達六千九百一十九家醫院診所使用了被C型肝炎病毒污染的血液製劑「纖維素原」（Fibrinogen，纖維蛋白原，藥劑名）。「纖維素原」是一九六四年上市的分娩手術止血劑，應用層面非常廣，後來經常發現使用這種藥物的患者罹患C型肝炎，日本厚生勞働省深入檢查後發現這項事實。據估計，日本民眾因進行輸血而受到這種血液製劑影響，進而感染C型肝炎的人，高達二百萬。

肝病的末期症狀——肝硬化

患者無自覺症狀。主要是因為剩餘的肝臟正常細胞代替生病的細胞發揮機能，因此患者不會有肝臟生病的感覺，這段時期稱為「代償期」或「代償性肝硬化」。

肝硬化惡化會使肝臟失去預備能力，代謝機能降低導致低白蛋白血症，解毒機能降低導致高氨血症。此時肝臟無法發揮代償機能，因此稱為「代償不全期」或「代償不全性肝硬化」。

酒精性肝硬化占十五％病毒性肝硬化占七〇％

慢性肝炎的發炎過程中肝細胞被反複破壞與再生，肝臟因而逐漸纖維化，肝臟因此變硬、變小。這種肝臟構造改變、難以復原的狀態，稱為肝硬化。歐美較常出現酒精性肝硬化，反之，台灣酒精性肝硬化患者甚少，但近年有增加趨勢。肝硬化患者中，B型肝炎占七〇到八〇％，C型肝炎占二〇到三〇％。

肝硬化容易造成的危險症狀

肝硬化患者可能有全身倦怠、輕微發燒、食慾不振和腹痛等症狀，但多數

小知識

腹脹與腹水乃是肝硬化常見的併發症

肝臟製造白蛋白這種蛋白質可以協助維持血液正常滲透壓，防止血液的水分跑到血管外面。但若肝硬化導致肝功能明顯降低，白蛋白合成量減少，就容易造成「低白蛋白血症」。

因為血液內部的水分滲到血管外面，會導致患者出現手腳浮腫和腹水（腹積水）等症狀。門脈高壓症也會增加肝臟外血管的負荷。

肝臟硬化後肝臟組織會產生無數結節，肝臟內部門脈阻塞，出現嚴重血流障礙。其結果是門脈內部血壓提高，產生「門脈高壓症」。門脈高壓惡化，血流無法進入肝臟就會形成側支血路（bypass），非常危險。

肝硬化的病期分類

根據美國醫學專家柴爾德的分類方法（所謂的「三階段分類法」）。

柴爾德分類	柴爾德A	柴爾德B	柴爾德C
以肝功能進行分類	代償期		非代償期
血清總膽紅素（T-Bil）	< 2.0mg/dl	2.0～3.0	3.0 <
血清白蛋白（Alb）	3.5g/dl <	3.5～3.0	< 3.0
腹水	無	可控制範圍	有
肝性腦症	無	輕微	偶爾會昏睡

此時形成的側支血路有三種：一種是胃部往食道靜脈走；另一種是往靠近肚臍的靜脈走；第三種是往肛門靜脈走。三條路線走的都是細小靜脈，因此常因無法承受劇增的血壓而導致食道靜脈曲張、腹壁靜脈曲張和痔瘡等症狀。側支血路還會造成另一個問題，那就是含有氨的門脈血無法經過肝臟解毒而循環全身，進而造成肝性腦症。

肝硬化三大致死病因是：食道靜脈曲張破裂、肝性腦症（肝衰竭）與肝癌。不過，近來由於內視鏡治療愈來愈普遍，肝硬化致死病例呈現盤整狀態，不再快速增加。

內臟都被包在腹膜這個巨大「袋子」之中，若腹膜內部水分累積過多，就會產生腹水。這是肝硬化最常見的併發症之一。根據估計，經診斷出肝硬化的患者在三年內出現腹水的比例，多達六〇%。

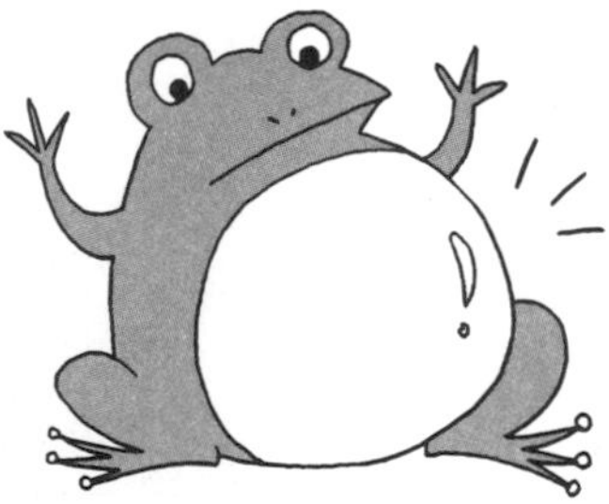

三大癌症之一的肝癌

最常見的是C型肝炎所引起的原發性肝癌

不是因為其他臟器癌細胞轉移而產生的肝癌，稱為原發性肝癌。日本男性原發性肝癌死亡人數僅次於肺癌與胃癌，居第三位，台灣則高居第一；女性則僅次於大腸癌、胃癌與肺癌，居第四位，台灣則僅次於肺癌居第二。每年約有三萬五千人因肝癌死亡。

原發性肝癌大致可區分為肝實質細胞所形成的「肝細胞癌」與膽管上皮細胞所形成的「膽管細胞癌」兩種，日本患者絕大多數屬於前者，台灣亦然。因此所謂「肝癌」基本上是指肝細胞癌。

近年來醫學知識普及，一般民眾也大都能了解，肝癌最大的病因是病毒。其中約八〇％致病原因為C型肝炎病毒，一〇％為B型肝炎病毒所致（台灣則相反，B型占八〇％）。感染C型肝炎病毒的人，罹患肝癌機率高出未感染者一千倍之多。C型肝炎患者肝硬化愈嚴重（纖維化更明顯），發炎症狀愈惡化，罹患肝癌的機率就會大幅升高。

小知識

肝轉移性癌通常治療起來非常困難

其他臟器所產生的癌細胞轉移至肝臟，便是所謂的「肝轉移性癌」。如前述，肝臟就像浮在血液之中的臟器，所以，身體其他部位產生的癌細胞容易漂流至此定居，肝轉移性癌產生的頻率因此高於原發性肝癌。

肝轉移性癌與肝細胞癌不同的地方是，幾乎不會有肝硬化的現象。其主要特徵是，肝臟會腫脹、變大。

肝癌治療方法愈來愈多樣化

一般癌症治療方法有外科手術、化學療法（抗癌藥劑）與放射線療法三種，肝癌則偏重前者。主要原因是，肝癌多半是肝硬化惡化所致，抗癌藥劑與放射線療法沒有太大效果，因此臨床治療很少以化學療法與放射線療法為主。

最常用來根治肝癌的做法是外科手術。但若患者肝功能已經嚴重降低，切除肝臟卻可能導致肝衰竭。如前述，正常或尚未纖維化的肝臟，即使切除七五到八〇%，仍可再生而恢復正常；但若已經纖維化，切除手術就可能造成嚴重的後遺症。

為了避免這類問題，醫界另外發展出經皮無線電頻燒灼術、肝動脈栓塞療法和經皮酒精注射療法等特殊的治療方法，且都有一定的效果。

肝癌的病期分類

下列三個項目為判斷標準，依符合項目多寡可分為四期。

- 癌細胞直徑超過2公分。
- 罹患癌症部位超過兩個。
- 癌細胞已經擴散、進入血管。

I		三個項目都不符合（即使有癌症細胞，但只有一處且直徑在2公分以下、尚未擴散進入血管）。
II		三個項目只符合一個項目。
III		三個項目符合兩個項目。
IV	IV A	三個項目完全符合，但尚未轉移到淋巴節與其他臟器。此外，與前述條件無關，肝癌細胞已經轉移到周圍的淋巴節。
	IV B	與前述條件有關，肝癌細胞已經轉移到與肝臟有點距離的其他臟器淋巴節。

大部分肝轉移性癌來自胃癌、大腸癌、肺癌、乳癌、胰臟癌和卵巢癌等，治療時應先排除元兇也就是原發巢的癌細胞，然後才解決肝轉移性癌問題。和其他臟器的轉移性癌症一樣，肝轉移性癌治療工作相當困難。

臨床上經常先發現患者出現肝轉移性癌，才慌張地尋找原發巢癌。不過，近來相關醫學檢驗技術進步，不僅能快速確認肝癌為原發性或轉移性，也能迅速找出原發巢癌的位置。

其他肝病（酒精性肝障礙與脂肪肝）

肝病基本上是「生活習慣病」

除了病毒感染造成的肝病，大部分肝病都是生活習慣病，主要有酒精性肝障礙與非酒精性脂肪性肝炎。

長年酗酒的人肝臟內部容易累積過量的中性脂肪，導致肝功能降低，出現酒精性肝障礙。根據研究，每天喝相當於清酒（日本米酒）五百C.C.酒精量的男性，連續十年會有二〇％出現酒精性肝障礙，連續十五年會有五〇％以上出現肝硬化（同樣的條件，女性出現酒精性肝病變的機率更高）。早期醫學統計顯示，肝硬化患者之中超過三〇％致病原因為酒精性肝障礙。不過，後來發明檢驗C型肝炎病毒的方法後，發現其中一半是C型肝炎所致。換言之，肝硬化患者之中可能只有十五％起因於酒精性肝障礙，甚至有的專家認為只有五％。

未感染B型或C型肝炎的酒精性肝障礙患者，即使出現類似急性肝炎症狀，只要停止飲酒，肝功能還是能夠迅速恢復正常。但若已經形成肝硬化，肝功能就很難康復。所以為了避免肝硬

小知識

正確的飲酒方法

- 有些肝病患者仍可飲酒，但必須謹守適當的酒量。若肝病與肝功能異常的狀況不嚴重，每日飲酒量最好不超過以下範圍——清酒一百C.C.；啤酒易開罐一瓶；葡萄酒二小杯；威士忌對水一小杯。
- 威士忌或酒精濃度超過十五％的酒類避免直接喝，最好對水稀釋飲用。
- 飲酒時應搭配含有豐富蛋白質與維生素的小菜，邊

化，患者應嚴格禁酒。

脂肪肝容易惡化成肝硬化，甚至進一步變成肝癌

肝臟脂質代謝機能失去平衡，肝細胞容易累積過多中性脂肪使得肝功能持續下降。若三千億個肝細胞之中超過三〇%處於脂肪堆積狀態，稱為「脂肪肝」。

一直到十幾年前為止，醫界一般並不認為脂肪肝是嚴重疾病，但後來發現，脂肪肝容易惡化變成肝硬化與肝癌，因此認識到如果未能及早改善，脂肪肝將演變為重大疾病。造成脂肪肝的主要原因是：過食（過營養性脂肪肝）、過飲（卡路里過量）、不當減肥（蛋白質攝取不足導致中性脂肪無法送往全身而留在肝臟內部）。

酒精性肝障礙的疾病演變圖

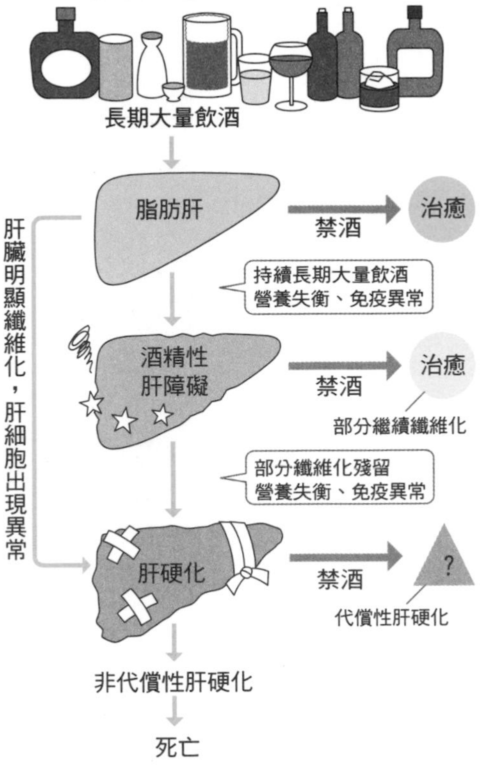

吃邊喝。

- 服藥時不可飲酒。
- 每週應設定至少兩天（不連續）為不喝酒的「肝臟休息日」。

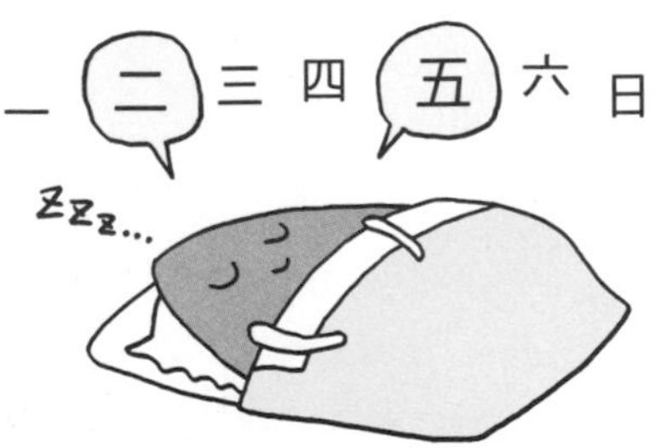

肝臟疾病的各種自覺症狀

肝硬化的自覺症狀

肝臟之所以被稱為「沉默的臟器」，主要是即使部分功能異常，還是能由正常的部分頂替並發揮功能。因此，即使已經有肝功能障礙或肝病，患者可能還是會因為沒有自覺症狀而忽略問題。通常是慢性肝炎演變成為肝硬化，患者才會出現各種自覺症狀。

男性肝硬化患者有時會出現女性化乳房（腫大）的現象。原因是肝功能下降導致身體無法排除體內女性荷爾蒙（雌激素），患者的乳房因此像女性那樣腫大。

另外，雌激素具有擴張末梢血管的作用，所以，患者容易出現手掌與腳尖變紅的「手掌紅斑」，脖子、肩膀與胸前出現「蜘蛛狀血管痣」這類紅色斑點。除此之外，肝硬化患者也經常出現門脈高壓症導致的「腹壁靜脈曲張」症狀。

其他自覺症狀

維生素與礦物質代謝異常的肝硬化

小知識

保肝護肝的良好生活習慣

想在日常生活之中保護肝臟，最主要必須做到下列四點：

①保持充足的睡眠。

②均衡地攝取高蛋白質、高維生素與高礦物質的食物，避免攝取過量卡路里與酒精。

③保持心情輕鬆，避免累積過大壓力。

④適度地運動。

四個項目之中特別必須注意的是「避免壓力」。壓患者，容易出現腳部抽筋、嚴重口臭以及腹部脹氣這種腹水前兆。

其他肝硬化常見的自覺症狀還有：

①全身倦怠、容易疲勞。
②食慾不振，常有嘔吐感。
③發燒。
④右腹部悶痛。
⑤酒量突然變差。
⑥女性月經異常。
⑦皮膚容易搔癢。
⑧指甲失去紅潤變成白濁，指尖扁平化、失去彈性。
⑨尿液顏色變成深褐色。
⑩糞便顏色變白。
⑪眼白變成黃色。

門脈壓亢進症導致的各種症狀

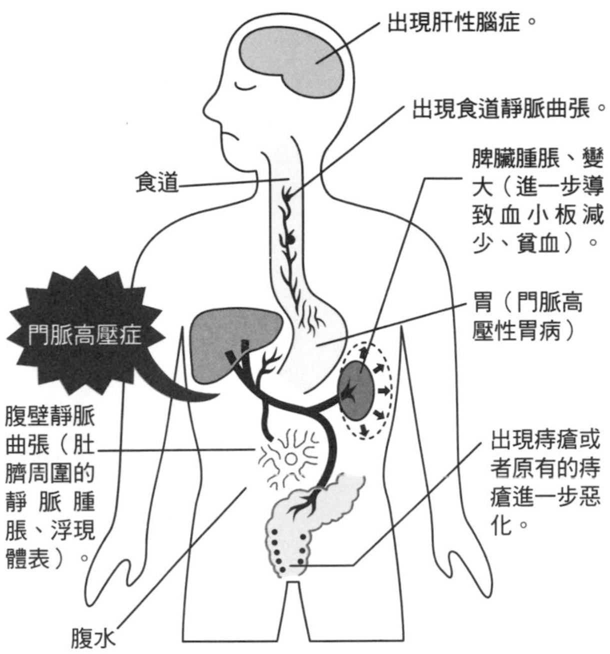
出現肝性腦症。
出現食道靜脈曲張。
食道
脾臟腫脹、變大（進一步導致血小板減少、貧血）。
門脈高壓症
胃（門脈高壓性胃病）
腹壁靜脈曲張（肚臍周圍的靜脈腫脹、浮現體表）。
出現痔瘡或者原有的痔瘡進一步惡化。
腹水

力過大容易造成免疫力降低、病毒增生。另外，運動容易讓體內活性氧增加，應適可而止，不可過量。

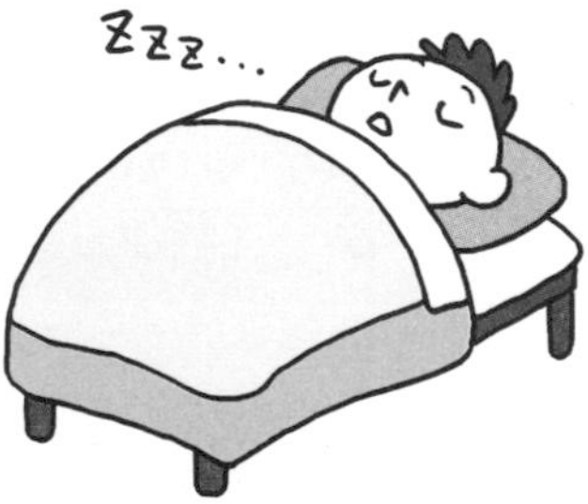
zzz...

〈紀錄・保存頁〉

張貼欄①

張貼欄②

紀錄（摘要）

◆本欄用來張貼檢查結果（檢查報告）或剪報資料、醫師聯絡方法及其建議、生活注意事項等。

第2章

肝臟的檢查與數值Q&A

Q 肝臟檢查的主要內容有哪些？

A 肝病不同階段檢查內容也不一樣

提到肝臟功能檢查，一般最耳熟能詳的就是GOT、GPT與γ-GTP等。這三項數據可說是肝功能的基礎指標，若這三項數據不佳，醫師可能會建議患者做更精密的檢查。一般而言，消化器專科醫師面對患者，都會按照問診、觸診、篩檢（最常使用的做法是血液生化檢查）和尿液檢查等順序確認患者是否罹患疾病，以及掌握疾病的嚴重程度。就肝病而言，目前幾乎各種肝病都已有非常有效的檢查方法，可正確掌握病況。因此若醫師要求進一步檢查，絕不可因忙碌或身體沒有大礙就置之不理。

GOT、GPT值異常時，醫師會建議做肝類病毒檢查，確認是否為病毒引起，也可能做超音波檢查，確認是否有脂肪肝或肝癌。若超音波發現異狀，醫師可能會進一步幫病人做CT（電腦斷層掃描）或MRI（核磁共振影像掃描）這類能早期發現肝癌的影像診斷。另外，想更精確掌握肝病惡化狀態，有些醫師會幫患者實施「肝穿刺」這種生理檢查（即「肝生檢」），或者將內視鏡置入腹腔內部，直接觀察肝臟狀況。

小知識

肝臟專科醫師的問診非常重要

到醫院就診時，醫師通常會先進行問診。一般而言，若其他健康檢查得到的數據與建議是需要進一步檢查，或者醫師發現求診的當事人有發燒、全身倦怠、食慾不振和想吐等胃腸症狀，內科醫師多半會建議患者進行肝功能檢查。

問診的內容則多半是「家中是否有肝病患者」、「最近是否曾經輸血或者進行大型手術」、「生產時出

相關檢查可以看到什麼？

肝臟的檢查

檢查	項目	可以了解
生化學檢查	GOT、GPT	了解肝臟細胞破壞的程度
	白蛋白、膽紅素、凝血酶原時間、凝血酶試驗、肝類蛋白試驗（HPT）、氨、總膽固醇	了解肝臟的功能
	ALP、γ-GTP、膽紅素、總膽固醇	了解膽汁流動狀況
	γ-球蛋白、ZTT、ICG 檢查	了解肝炎慢性化狀況
	病毒指標	了解肝病的原因
腫瘤指標檢查	甲種胎兒蛋白、異常凝血酶原	了解肝癌的發生狀況
影像檢查	超音波檢查、CT 檢查、MRI 檢查	了解肝臟大小、形狀以及是否出現癌細胞
肝臟生理切片檢查		正確掌握肝臟組織是否出現異常
尿液檢查	尿膽素原	了解有無出血、寄生蟲等。
糞便檢查		了解肝臟功能是否正常
血液檢查	紅血球、白血球、血小板	血小板減少是肝硬化徵兆

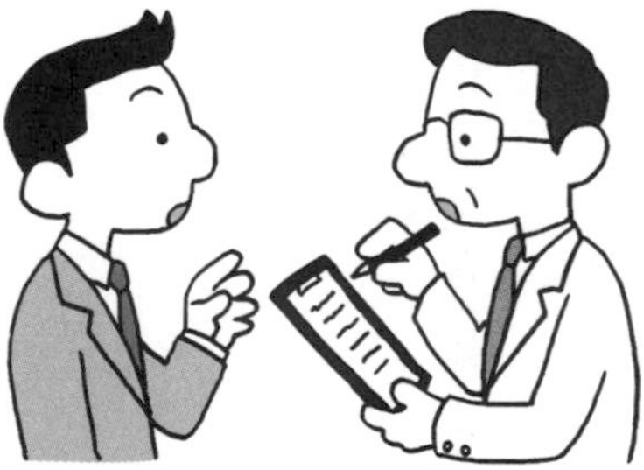

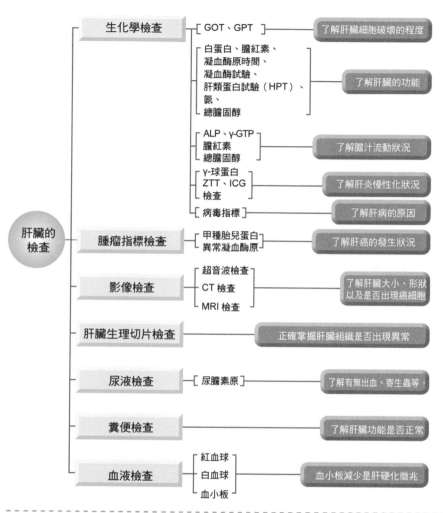

血多不多」、「出國旅行時是否有接受打針等醫療行為」、「飲酒是否過量」以及「是否亂服藥物」等。懷疑自己肝功能異常的人，就醫時不妨先主動告訴醫師相關症狀，協助醫師更快掌握病情，找出檢查與治療的正確方向。

Q 肝臟檢查應做到什麼程度？

A 一年至少做一次肝臟健康檢查

因為肝病不容易出現自覺症狀，所以，肝功能檢查數據可說是早期發現肝臟異常的唯一方法。

勞動人口因有加入健康保險的義務，可以定期參加集團健康檢查。未上班的四十歲以上成年人進行基礎健康檢查也可獲得健保給付（譯按：每年一次，日本與台灣相同），不妨盡量利用，每年至少做一次基礎健康檢查，達到預防疾病、早期發現疾病的目的。

又，公司規模小而沒有定期健康檢查制度的上班族，也可接受這項基本健康檢查。請每年檢查一次，確保肝臟健康。

就日本的統計數字而言，接受集團健康檢查的四十歲以上成年男性，約有十五％出現GOT、GPT值異常的狀況。其中導致異常的原因：酒精性肝障礙占約六〇％；脂肪肝約三〇％；病毒性慢性肝炎約一〇％。

若肝功能異常或肝病還不是很嚴重，只要盡速排除原因，還是可以讓肝臟恢復正常。換言之，維護肝臟健康最重要的是早期發現、早期治療。

小知識 為什麼檢查血液就能了解肝臟功能的好壞？

驗血可說是了解肝功能或肝臟狀態不可或缺的檢查方法，主要檢查方式是了解總膽固醇值、酵素、蛋白質、膽紅素、色素、血小板和病毒等是否異常。

其中，最重要的就是了解血液中的酵素量。比如，GOT與GPT是肝細胞分泌的酵素，肝細胞一旦遭到破壞，這兩種酵素就會流入血液。因此，血液的GOT與GPT數值升高，通常代

肝功能檢查與正常值

	檢查項目的代號	詳細名稱	正常值
血液酵素	GOT（AST） GPT（ALT）	GOT＝ 血清麩酸草酸轉氨基酶 GPT＝ 血清麩酸丙酮轉氨基酶	GOT：10～40 IU／L（UV 法） 8～40 卡門單位 GPT：5～45 IU／L（UV 法） 8～33 卡門單位
	γ-GTP	γ-谷氨酰轉肽酶	0～60 IU／l（男） 0～30 IU／l（女）
	LDH	乳酸脫氫酶	50～400 烏洛布雷夫斯基單位 200～380 U／L
	ChE	膽鹼脂酶	200～500 IU／L（UV 法） 200～500 IU／L（Ach 基質法） 0.8～1.1ΔpH
	ALP	鹼性磷酸酯酶	2.7～10.0 KA 單位 100～340 IU／L
	LAP	亮氨酸氨肽酶	0～200GR 單位 30～70 U／L
血清蛋白質	TP	血清總蛋白質	6.5～8.2 g／dl
	Alb	血清白蛋白	3.5～4.2 g／dl
	Alb α1-gl α2-gl β-gl γ-gl	血清蛋白質分類 白蛋白 α1-球蛋白 α2-球蛋白 β-球蛋白 γ-球蛋白	58.9～71.8% 2.0～3.9% 6.3～10.6% 6.8～10.6% 8.9～20.3%
	ZTT TTT	硫酸鋅混濁試驗 百里酚混濁試驗	ZTT：2～12U TTT：0～5U
	PT	凝血酶原時間	10～20 秒（100～80%）
	HPT	肝類蛋白試驗	70～130%
脂質	T-Chol	總膽固醇	130～220 mg／dl
膽汁排泄	T-Bil D-Bil	血清總膽紅素 直接型（接合型）膽紅素	T-Bil：0.1～1.0 mg／dl D-Bil： 0～0.3 mg／dl
	尿膽紅素	尿膽紅素	陰性（－）
	尿膽素原	尿膽素原	弱陽性（±）
解毒	ICG	ICG 檢查（色素負荷試驗）	15 分停滯率：10%以下
纖維化	PIIIP	III 型酸溶原膠原蛋白 N 末端肽胜	0.3～0.8 U／ml
	透明質酸	透明質酸	130 ng／ml 以下
	IV 型膠原蛋白	IV 型膠原蛋白	150 ng／ml 以下
癌	AFP	甲種胎兒蛋白	0.5～10 ng／ml 以下
	PIVKA－II	PIVKA－II	28mA U／ml 以下
	CEA	癌胚抗原	2.5～5 ng／ml 以下

※不同醫院檢查方法可能略有差異，有些連正常值數字也不同，必須注意。

表肝臟異常。

然後，檢查有無肝炎病毒及病毒種類的「病毒指標」，以及檢查有無癌細胞的「腫瘤指標」，都屬於血液檢查範圍。

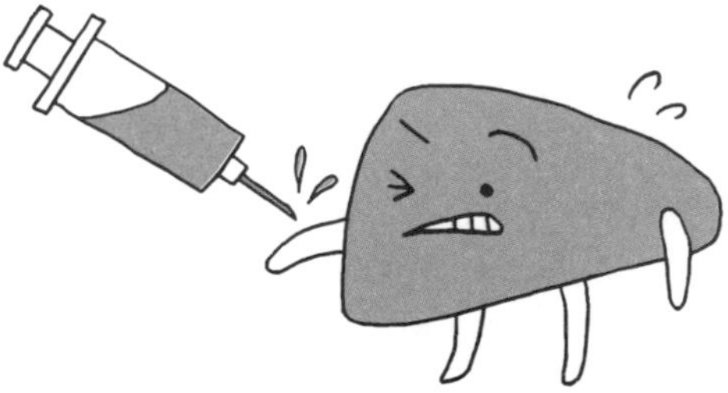

為什麼四十歲以上的人應接受肝炎病毒檢查？

每五年應進行一次肝功能「節目檢診」

C型肝炎病毒又被稱為「寧靜殺手」，主要是這種病毒容易慢性化，導致病患在完全沒有自覺症狀的情況下罹患肝硬化或者肝癌。要避免這種問題，最重要的是早期發現、早期治療。為此，日本政府從二〇〇二年開始，強力呼籲民眾建立定期接受「節目檢診」與「節目外檢診」的肝臟健康檢查的習慣。所謂「節目檢診」，是以四十歲以上到七十歲為對象，這個年齡層間的民眾至少每隔五年應進行一次B型和C型肝炎的徹底檢查。根據過去的經驗，這類檢查每年可以發現二萬到三萬個肝炎感染者。日本政府主管的健保健檢，年滿三十五歲集體健檢可以追加C型肝炎檢查，但民間健保公會仍有不少尚未實施這項做法。此外，衛生所也實施與愛滋病篩檢同步的肝臟健檢，滿四十歲者即可免費接受C型肝炎檢查。

下列民眾應接受「節目外檢診」的肝功能檢查

出現下列狀況的民眾，不分年齡都應立刻接受C型肝炎檢查。

● **曾被注射纖維素原製劑者**

小知識

C型肝炎感染者必須頻繁實施檢查

肝功能正常、沒有受肝炎病毒感染的成年人，一年只要進行一次檢康檢查即可。反之，肝炎帶原者特別是C型肝炎惡化到接近肝硬化狀態的人，出現肝癌的機率相當高，必須縮短肝功能檢查的時間間隔。

根據東京大學醫學部附屬醫院消化器內科的調查，遵照醫師指示定期實施肝臟健康檢查的患者，發現肝癌的機率遠高於偶然進行健康一九九四年之前曾因分娩或手術而大量出血的人，可能被醫師施打受C型肝炎病毒污染的纖維素原製劑。

● 一九九二年之前接受輸血者

日本一九九二年二月才開始實施捐血者C型肝炎病毒抗體檢查，因此之前接受輸血或實施臟器移植的人，可能因此感染C型肝炎病毒。

● 曾被注射非加熱血液凝固製劑者

一九七二到八八年之間罹患容易出血疾病或手術過程中出血過多的患者，醫師施打的非加熱血液凝固製劑，可能導致患者感染C型肝炎病毒。

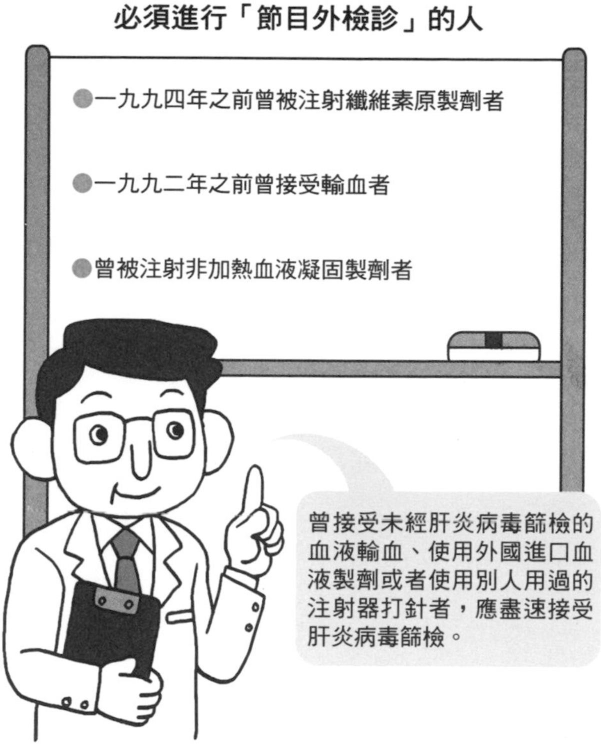
必須進行「節目外檢診」的人
●一九九四年之前曾被注射纖維素原製劑者
●一九九二年之前曾接受輸血者
●曾被注射非加熱血液凝固製劑者
曾接受未經肝炎病毒篩檢的血液輸血、使用外國進口血液製劑或者使用別人用過的注射器打針者，應盡速接受肝炎病毒篩檢。

檢查發現肝癌者。此外，發現肝癌之後治療到第三年，前者存活率高達八成，後者不到五成。

隨著肝炎研究愈來愈進步，肝癌已經是可以早期發現早期治療的疾病。因此，B型肝原帶原者與C型肝炎帶原者，務必定期就醫，按照醫師指示做各種必要的檢查與醫療。

Q GOT、GPT和LDH檢查可發現什麼？

A GOT、GPT

GOT與GPT都是促進胺基酸合成的酵素。這類血清酵素通常會在臟器異常導致細胞組織破壞時，脫離細胞進入血液。因此檢查血液中這類酵素含量，即可知臟器是否正常。

心臟肌肉與肝臟含有大量GOT，GPT則大量存在於肝臟，肝功能異常的人，這兩種酵素會脫離肝細胞進入血液中，因此成為最常見的肝功能檢查基準。健康的人GOT／GPT比超過1（GOT值大於GPT值），但不同症狀的數值與比率會有變化，因此兩者的比較非常重要。急性肝炎患者這兩項酵素數值都會提高，其他肝功能障礙患者則可能只有一項提高。慢性肝炎或肥胖導致的脂肪肝患者，GPT值會大幅提高，GOT／GPT比低於1。不過，脂肪肝中的酒精性脂肪肝患者，以及肝硬化、膽汁鬱滯症等患者，GOT值會大幅上升；肝癌患者的GOT值甚至會上升二到三倍。有些醫學專家把GOT稱為AST，GPT稱為ALT，這只是名稱改變，內容還是一樣。

小知識

肝臟疾病最重要的就是飲食療法

治療肝臟疾病最重要的可以說就是飲食療法。一般人提到「治療」，多半會想到藥物，但事實上治療肝臟病未必得以藥物療法為主。原因是對於身體而言，藥物也是異物，肝臟同樣會把它代謝掉。

不論是感冒藥還是胃腸藥，進入身體之後都會先在肝臟進行代謝，然後送到全身各部位。因此，若肝功能病變，無法發揮正常代謝作

A LDH

LDH乃是將醣類轉換成為能量的乳酸脫氫酶。除了肝病、心臟病、肌肉疾病與貧血患者，癌症患者的細胞也會大量出現這種酵素。罹患急性肝炎與肝癌（特別是肝轉移性癌）的人，細胞破壞之後，體內LDH會明顯增加，慢性肝炎與肝硬化患者反而不會明顯增加。

心肌梗塞、腎衰竭以及其他臟器癌症患者的LDH也會提高，但只有肝炎與肝癌患者五種異酵素（同功酶）中的LDH5會增加，因此還是可以鑑別（此項檢查台灣幾乎無人使用）。

比較GOT與GPT就可了解肝病的種類

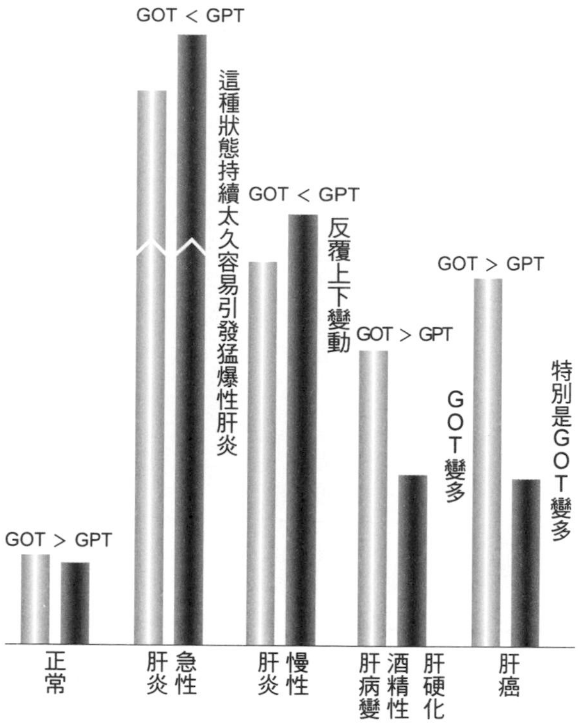

用，使用藥物療法反會增加肝臟負擔，而無法治療肝病。

肝病飲食療法主要原則是「攝取高蛋白質、高維生素與適度卡路里的食物」。早期醫師常建議肝病患者攝取高蛋白質和高卡路里食物，結果造成患者攝取過多卡路里。近年來日本人卡路里攝取普遍過量，肥胖與脂肪肝的問題愈來愈嚴重，更有許多人罹患糖尿病併發症。因此現在最重要的反而是「卡路里必須適量」。

肝病患者最好三餐飲食正常、定時定量且保持均衡。

Q 為什麼γ-GTP數值劇升的兇手一定是酒精？

A 什麼是γ-GTP？

γ-GTP是分解蛋白質的酵素，分布在胰臟、肝臟、脾臟與小腸等內臟，其中又以腎臟最多。這些臟體的細胞破壞時，γ-GTP就會釋入血液或尿液，所以尿液出現γ-GTP代表腎臟功能病變；血液出現γ-GTP代表肝臟、胰臟與膽道器官異常。

γ-GTP可用來確認當事人是否有酒精性肝障礙。有這種肝臟問題的人，幾乎百分之百會出現γ-GTP異常上升的現象。不過，即使沒有肝病變，每日飲酒的人半數會有γ-GTP上升現象。而且若檢查前一天大量喝酒，得到的數據可能會明顯拉高。一般而言，喝酒之後γ-GTP容易上升的人，出現酒精性肝障礙的機率較高。

A 若禁酒後γ-GTP立刻下降，就可了解問題根源

要判定γ-GTP數據劇升是飲酒過量還是肝臟、胰臟及膽道器官異常所致，最簡單的方法是根據醫師指示禁酒一段時間，然後再次測量γ-GTP，若數據恢復正常代表沒有肝功能障礙。

小知識

可幫助分解酒精的維生素C

維生素C可幫助體內酒精分解酵素發揮功能。一般而言，肝臟處理酒精的能力大約每小時五到十公克，換算成清酒是三分之一杯、易開罐啤酒一瓶。若超過這個量，肝臟來不及分解酒精就可能造成當事人酒醉甚至宿醉，維生素C則可防止這種危險。

為了讓維生素C發揮優異效果，喝酒前後建議攝取一到二公克的維生素C。只是，當事人可能因為「喝不

但即使在此檢查無異常也不可長期酗酒，否則還是容易引起肝功能障礙，不可大意。

A 必須小心與酒精無關的γ-GTP劇烈上升

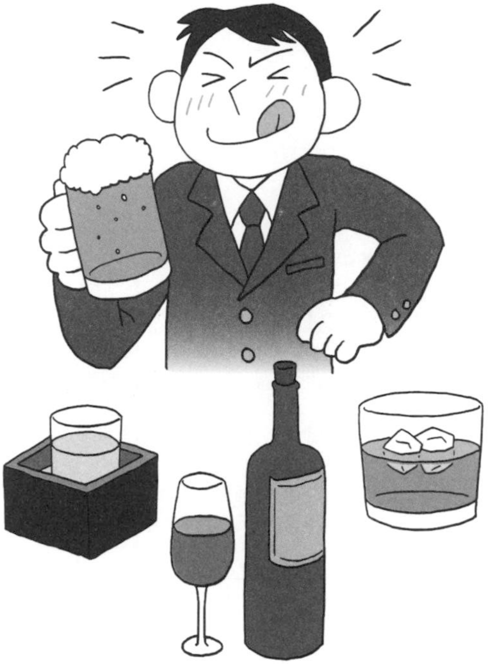

會造成人體γ-GTP值上升的不只是酒精。近來研究頗有進展的非酒精性脂肪性肝炎，也會造成γ-GTP值上升。主要原因是肝臟不只累積過多脂肪，甚至因此產生肝炎。有這種問題的人容易惡化成為肝硬化與肝癌，非常危險。只靠血液檢查不容易發現非酒精性脂肪性肝炎，因此不喝酒的人γ-GTP值卻很高，就有必要接受肝臟專科醫師診斷。

醉」而不小心喝得更多，這點必須注意。

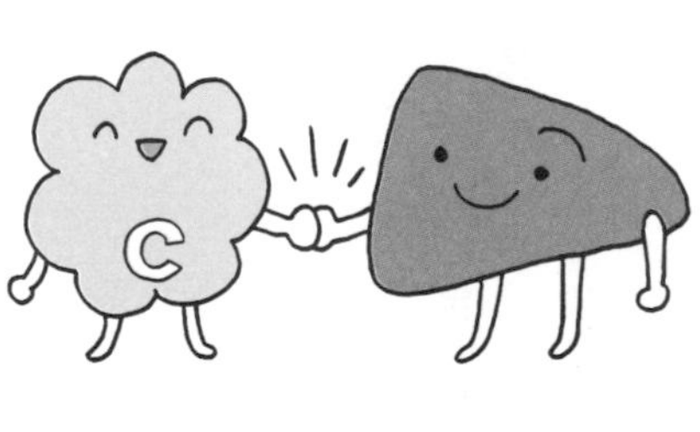

Q ALP、LAP值代表什麼意義？

ALP（鹼性磷酸酯酶）是一種可以分解磷酸化合物的酵素，幾乎人體所有臟器細胞都會分泌這種酵素，但會出現在血清的ALP，主要來自肝臟、小腸與骨骼。這些ALP在肝臟進行處理之後排入膽汁。

若肝臟功能下降，或者因為膽結石、膽道發炎與膽道癌等原因導致組織無法順暢流動，膽汁內部的ALP就會逆流回到肝細胞，或者進入血液。因此，測定ALP可以相當程度了解肝臟功能是否正常。

若患者有黃疸現象，首先必須判斷原因在肝臟還是膽道。罹患阻塞性黃疸的人，血液ALP值會明顯上升。罹患肝炎、肝硬化的人，ALP值只會輕微增加。反之，肝機能病變者的GOT、GPT值明顯提高，膽汁鬱滯症患者則不太改變。所以比較ALP值、GOT與GPT值，可找出黃疸真正的原因。

LAP（亮氨酸氨肽酶）是一種蛋白質分解酵素，和LAP一樣大量存在

小知識　小魚、生肉與生魚片可以保護肝臟

彈性蛋白酶（胰肽酶）是牛與豬胰臟分泌的一種酵素。這種酵素具有分解脂肪的作用，因此可改善脂肪肝，防止肝細胞纖維化變成肝硬化。

目前醫學上使用的彈性蛋白酶治療藥劑，主要是從豬的胰臟萃取做成。所以，想獲得彈性蛋白酶的人，食用豬的胰臟有相同效果。不過，因為富含各種有益健康成分，豬隻推出市場之前，

腎臟與腸，骨骼則沒有這種酵素。所以罹患膽結石或膽道癌導致膽汁鬱滯症，乃至於急性肝炎、肝硬化的患者，體內LAP值都會明顯上升。反之，佝僂病（維生素缺乏症）與軟骨症患者LAP值不會提高。皆測定ALP值與LAP值，若兩者皆同時上升，代表患者有肝臟與膽道系統疾病，若只有ALP值上升則是骨骼異常。

LAP 值異常的主要原因

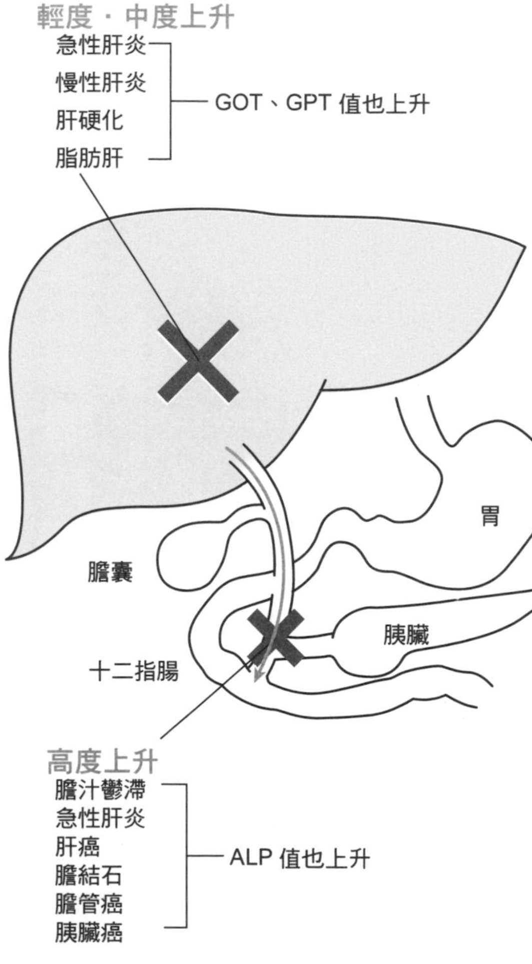

胰臟都已先被製藥廠收購，一般消費者不易買到。

但並非只有豬的胰臟含有彈性蛋白酶，小魚、生牛肉與生魚片也都含有類似彈性蛋白酶的成分。因此，喜好喝酒的人不妨多吃這類食物。

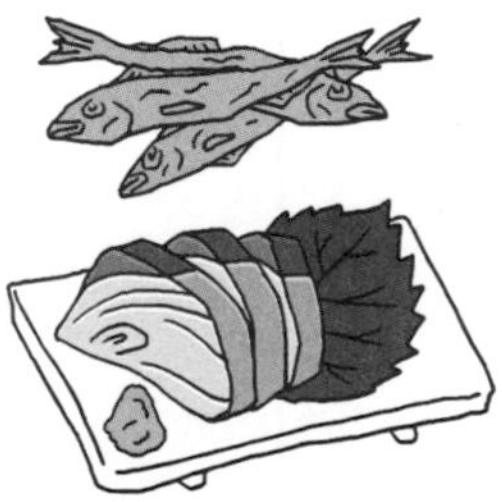

Q 測定白蛋白與膽鹼脂酶可以了解什麼？

A 白蛋白

血清中所含的蛋白質——白蛋白（Ａ１ｂ），是一種只有肝臟能夠合成的蛋白，因此從白蛋白的量可以了解肝功能是否正常。若白蛋白數量減半，代表肝功能病變已經持續二到四週（和急性肝炎則沒有太大相關）。慢性肝炎患者的Ａ１ｂ值會持續降低，肝硬化患者降低速度更快。所以Ａ１ｂ值有助了解肝功能障礙的嚴重程度，數值愈低表示問題愈嚴重。

血清中所含蛋白質除了白蛋白，還有四種球蛋白。其比例通常固定，所以身體某部位生病或蛋白質代謝異常，比例就會跟著改變。此時，利用「電氣泳動法」來檢測白蛋白與球蛋白的比例（Ａ／Ｇ比），就可知道身體是否異常，稱為「血清蛋白質畫分」。

A 膽鹼脂酶

膽鹼脂酶（ＣｈＥ）是一種可分解神經傳導物質乙醯膽鹼以傳達神經刺激的酵素，通常是在肝臟合成，然後釋入血液。健康人體內的膽鹼脂酶量固定，但若罹患慢性肝炎與肝硬化等疾病導致

小知識

嗜酒者不妨多攝取可幫助酒精代謝的蛋氨酸

肝臟分解酒精之際必須有酵素幫忙，而這些酵素的主要原料是一種必需胺基酸「蛋氨酸」（甲硫氨酸）。所謂必需胺基酸，指的是人體無法自行合成、必須攝取食物才能取得的胺基酸，一般常見的有八種。

若人體體內蛋氨酸存量不足，就無法有效分解進入體內的酒精。因此，解酒液這類藥物幾乎都含有蛋氨酸。蛋氨酸也能把酒精未被

肝功能下降，體內的膽鹼脂酶就會減少。此外，肥胖導致的脂肪肝患者，體內膽鹼脂酶量會增加，因此利用這種酵素可有效判定患者的肝臟異常是脂肪肝還是其他原因。

另外，人體體內的膽鹼脂酶與白蛋白這兩種酵素含量，通常會幾乎同比例地增加，因此可用來了解慢性肝病變的嚴重程度。

利用血清蛋白質畫分所做的診斷

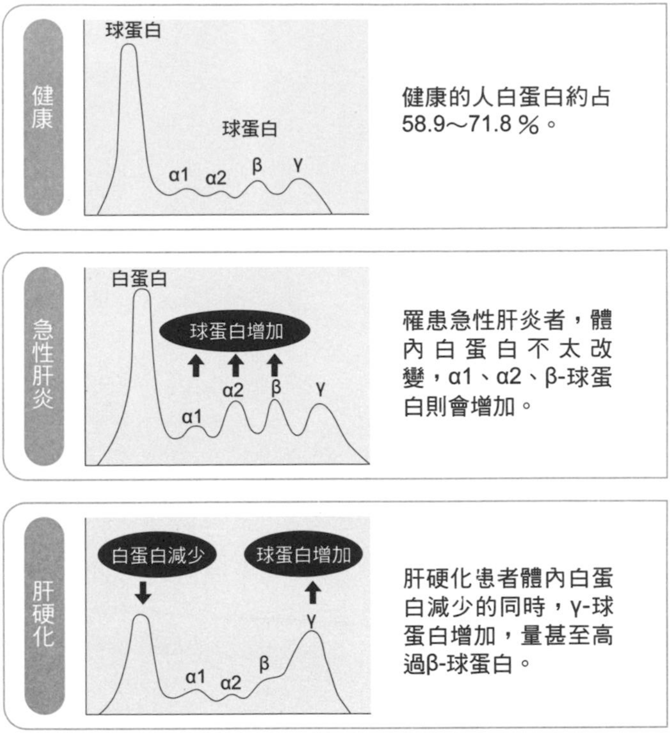

健康的人白蛋白約占58.9～71.8％。

罹患急性肝炎者，體內白蛋白不太改變，α1、α2、β-球蛋白則會增加。

肝硬化患者體內白蛋白減少的同時，γ-球蛋白增加，量甚至高過β-球蛋白。

分解而變成脂肪的東西送到皮下脂肪組織。所以，蛋氨酸也是預防脂肪肝不可或缺的胺基酸。

含有大量蛋氨酸的食物是雞肉、牛肉、豬肉等肉類與蛋。這些食物容易取得，所以，喜好喝酒的人平常應加強攝取。

Q 測定血清總膽紅素與血清總膽固醇可以了解什麼？

A 血清總膽紅素的測定

膽紅素是老舊紅血球分解之後形成的黃色色素，一開始的狀態稱為間接型（非接合型）膽紅素，但被送到肝臟處理後會變成直接型（接合型）膽紅素（D-Bil），成為膽汁成分。然後被送到十二指腸，成為消化液的一部分。肝臟功能衰退的人無法處理間接型膽紅素，於是這種膽紅素大量進入血液，使患者出現黃疸症狀。

反之，如果膽結石導致膽汁排放不順，會使血液內的直接型膽紅素增加造成黃疸現象。分別測定直接型膽紅素與間接型膽紅素，某種程度可以找出病因。

間接型膽紅素與直接型膽紅素的總和是血清總膽紅素（T-Bil）。其正常值為一mg／dl，數字超過二mg／dl的人眼白會變成黃濁，超過三mg／dl的人連皮膚也變黃。

膽紅素檢查通常是測定血清總膽紅素與直接型膽紅素，計算其差距可算出間接型膽紅素的量，了解肝病變的原因。

小知識

能有效強化肝臟的維生素B群

肝臟必須依靠酵素的協助才能發揮各種代謝與解毒功能，其中最不可或缺的酵素就是維生素。

特別是維生素B群和肝臟的關係更是密切。維生素B群攝取不足的人不只肝功能下降，還會產生代謝障礙、倦怠以及食慾不振等症狀。

所以，飲酒過量導致肝臟功能病變的人，多半本身早就有維生素B群缺乏症。

血清總膽固醇

血清總膽固醇（T-Chol）是常見與高脂血症、動脈硬化有關的檢驗數據，對於了解肝臟功能是否正常也有非常大的幫助。

血清總膽固醇約九〇%由肝臟自行合成，並非攝取食物所得，因此，肝功能衰退的人，血液內部的血清總膽固醇值就會降低。此外，罹患膽道結石等疾病導致膽汁鬱滯時，膽汁內部的膽固醇排不出去，就會使得血清總膽固醇值提高。不知道黃疸原因何在時，若發現血清總膽固醇值下降，通常就是肝細胞性黃疸；若血清總膽固醇值上升，則可能是阻塞性黃疸或者膽汁鬱滯所導致。

測定膽紅素與 ALP 可了解肝臟狀態

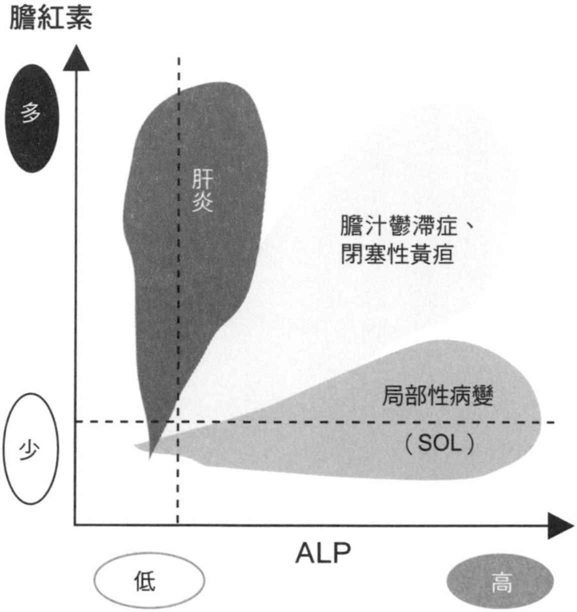

根據調查，每天喝清酒五百C.C.以上的人，約有六成會出現酒精性肝硬化或脂肪肝等肝功能障礙，測量這些患者血液內的維生素濃度，多半會發現有輕微或明顯的維生素B群缺乏現象。

因此，喜好喝酒的人，平常必須積極攝取、補充維生素B群。臨床治療酒精性肝障礙或脂肪肝時，醫師多半會建議患者服用大量維生素B群。

凝血酶原時間與肝類蛋白試驗主要是調查什麼?

凝血酶原時間

凝血酶原時間（PT）與肝類蛋白試驗（HPT）都是與血液凝固因子有關的檢查方法。名為「血液凝固因子」的蛋白質，目前已經發現有十三種，大部分都由肝臟製造，因此肝功能降低的人血液凝固的時間就會拉長。

凝血酶原是血液凝固因子的第Ⅱ因子，經由血管與組織中存在的「組織促凝血酶原激酶」作用，血液就可凝固。利用這項原理，血漿之中加入組織促凝血酶原激酶，就可從血液凝固的時間長短判斷肝功能是否正常。凝固的秒數直接當作檢查值，正常者與不正常者的凝固速度會有明顯差異。

肝功能病變患者體內凝血酶原的減少，在時間點上會比血清白蛋白的減少來得早，因此可以用來判斷急性肝炎的嚴重程度。血液凝固時間方面，急性肝炎的患者稍微增加，肝硬化與猛爆性肝炎患者則會大幅增加。

肝類蛋白試驗

血漿之中加入試劑，可複合地了解各種血液凝固因子（第Ⅱ、第Ⅶ、第Ⅹ

小知識

肝功能病變時，血液內的維生素會減少

維生素是人體各種生理作用非常重要的「潤滑劑」。肝功能降低，患者容易出現維生素匱乏症狀。如左頁圖表所示，罹患肝炎的人血液內維生素含量急速下降。

維生素是肝臟受損修復時不可或缺的物質。因此，罹患病毒性肝炎等肝臟功能障礙的人，醫師多半會建議大量攝取含維生素的食品，以改善維生素缺乏症狀。

因子）的作用。這些血液凝固因子和凝血酶原一樣，都由肝臟自行製造。因此，肝功能降低的人體內這些血液凝固因子含量也會降低，經由試劑可以敏感地判定。

正常值通常為七〇％到一三〇％，這些血液凝固因子在猛爆性肝炎與肝硬化患者的代償不全期會更明顯降低，所以可用來判定肝病變嚴重程度與經過的狀況。

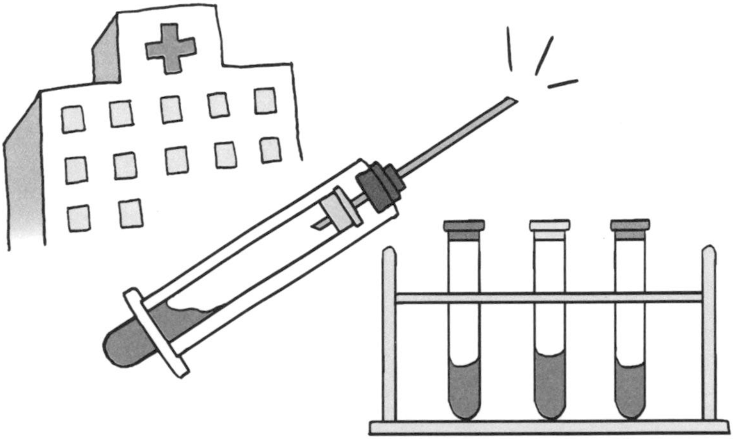

肝功能病變導致維生素減少的比率

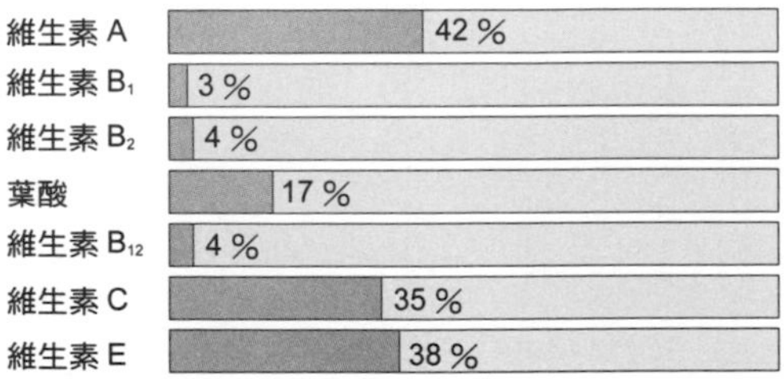

Q 測定血小板可以了解哪些內臟疾病？

測量血小板數目可早期發現肝癌

肝病之中最令人擔心的是肝臟纖維化。纖維化容易進一步造成肝硬化與肝癌，所以若要早期發現肝癌，了解肝臟細胞纖維化的程度非常重要。肝臟纖維化的檢驗法，最常見的是把針刺入肝臟切取肝組織進行肝生理切片檢查，或利用纖維化指標進行推定。不過，這兩種檢驗方法比較特殊，雖然有助於肝癌早期發現早期治療，但現實上並非所有患者都能施行。因此，近來臨床上較常用的簡單方法是，抽血調查血小板數值。

血小板負責人體出血時的止血功能，正常人一毫升的血液中都含有超過二十萬個血小板，但肝細胞纖維化的患者，血液血小板含量明顯降低。臨床上發現，肝硬化患者一毫升血液所含血小板不到十萬個。以較先進的設備來測定血中血小板數目，三十分鐘內就可知道結果。

血小板減少也可能是脾臟肥大所致

肝臟纖維化嚴重者血流不順，血液累積在肝臟上游的脾臟，脾臟因此肥

小知識

日常生活中如何保護自己的肝臟

病毒性肝炎是一種感染症，預防工作最重要的是避免遭受感染。遭受感染之後，也有方法防止發病、改善症狀。肝臟疾病和生活習慣病非常類似，所以，改善生活習慣可以避免肝硬化與肝癌的發生。

保護肝臟的做法有如下四點：

①保持充足的睡眠。

②均衡攝取含有各種高蛋白食品、高維生素和高礦物

大。脾臟是負責破壞老舊血球的臟器，所以肝硬化後血流停滯會造成血小板容易被脾臟破壞。

C型肝炎患者血小板數目、肝纖維化與肝癌發生比率的關係

隨著肝臟組織纖維化加劇，血小板數目同步減少，發生肝癌的機率增加

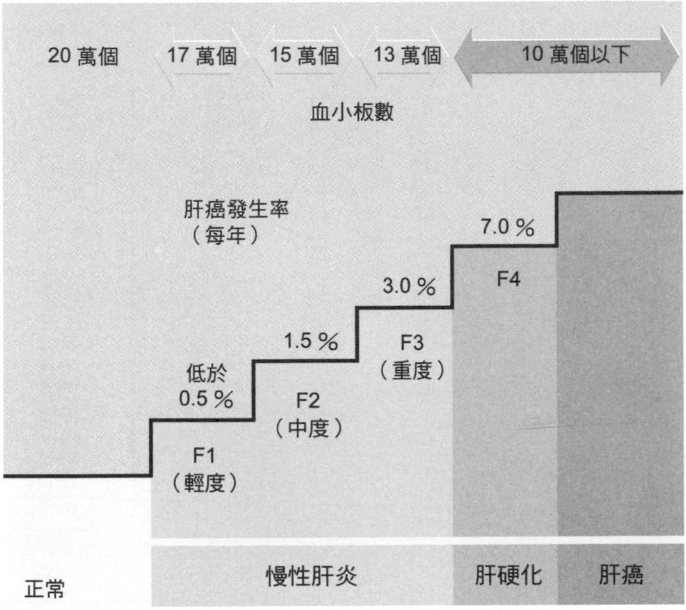

（小俣政男，1999）

大部分肝癌都是肝硬化惡化造成的，所以血小板是否明顯減少可作為判斷是否罹患肝癌的參考依據。只是單從血小板數目變化很難斷定當事人是否罹患肝癌，還得配合進行其他檢驗。血小板減少的人約七五％肝臟已經纖維化，但也有十五％和肝臟纖維化無關。

質營養素的食物，避免攝取過量的卡路里與酒精。

③避免累積壓力，盡量放鬆身心。

④適度運動，工作不可過度勉強。

只要能做到這四點，即使非肝病患者，也可以預防感染肝炎病毒、避免肝功能受損。

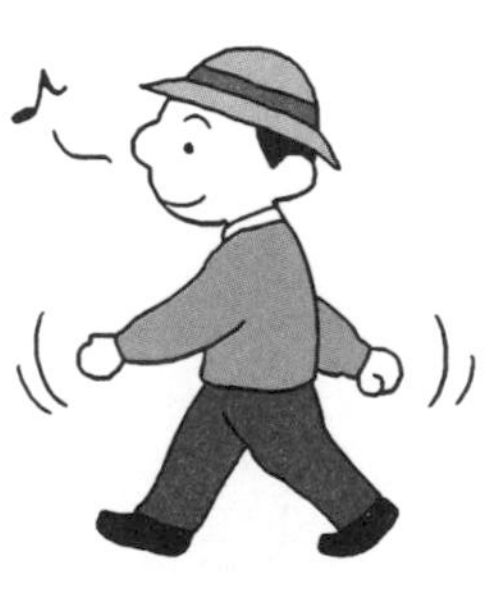

ICG負荷檢查主要檢驗什麼？

了解肝臟解毒功能的ICG負荷檢查

ＩＣＧ負荷檢查是一種「色素排泄檢驗」，目的在於了解肝臟排出異物（色素）的功能。其檢驗方法是，先將名為ＩＣＧ（靛花青綠）的綠色色素注入靜脈，經過一段時間後（通常是十五分鐘）採集患者血液，調查其血液內部ＩＣＧ的停滯率。

ＩＣＧ這種色素幾乎完全不會被肝臟之外的臟器吸收，而且ＩＣＧ對於身體而言屬於異物，若肝功能正常，隨血液進入肝臟的ＩＣＧ會在肝臟解毒功能作用下迅速被肝細胞吸收、處理掉，然後排入膽汁。

反之，若肝功能特別是解毒功能低落，就會有許多ＩＣＧ未被處理掉而殘留在血中。因此經過一段時間後，測量殘留血中的ＩＣＧ比例，可推算肝臟解毒功能是否正常。不過，膽汁流動不順時血液的ＩＣＧ值也會提高。

檢查結果的判定

進行ＩＣＧ檢查時，通常是從患者靜脈注射體重公斤數乘以〇・五毫克的ＩＣＧ，十五分鐘後從身體另一側手臂

小知識

「喝蜆湯有益肝臟」的正反兩種不同看法

自古以來漢方醫學相信，喝蜆汁可提升肝臟功能、預防脂肪肝，甚至改善肝炎症狀。蜆富含胺基酸之一的牛磺酸（氨基乙磺酸），而牛磺酸可增進肝細胞活性，因此蜆這種食物受到肝病患者重視。

不過，近來醫學界出現「吃蜆對肝臟有不良影響」的看法，主要是因為蜆含有大量鐵質，可能惡化肝臟功能。比如C型肝炎患者攝取

ICG的循環過程

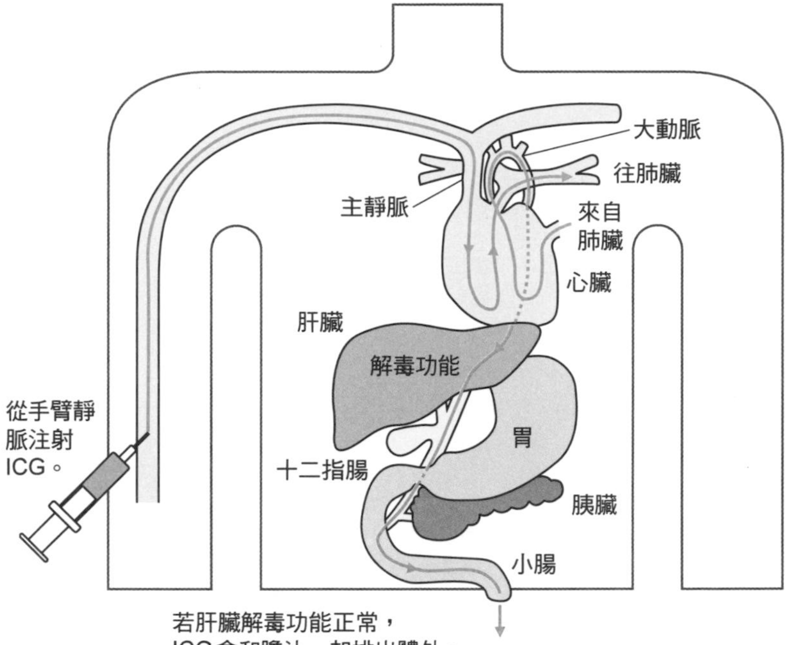
ICG會和膽汁一起排出體外。

採血。如果此時血液中殘留的ICG量仍超過原先注射量十五％，必須在注射後三十分鐘與四十五分鐘再次採血，調查停滯率。通常十五分鐘後ICG停滯率超過三〇％的人可能已經肝硬化；四十五分鐘後仍超過三〇％的人，肝硬化非常嚴重。ICG檢查出現異常值者，肝臟功能已經明顯低落，此時患者必須遵照醫師指示控制飲食、保持心情平靜，認真休養與治療。

蜆之後，肝臟出現明顯鐵質沉澱的現象，而鐵質容易產生傷害細胞的活性氧，降低肝臟功能。

我們日常生活攝取的食物中含有鐵質的不少，很難說蜆是增加肝臟鐵質的唯一原因。而且這種「吃蜆對肝臟有不良影響」的主張，其實是受「瀉血療法」（瀉血讓患者進入輕微貧血狀態，以減輕肝臟內部鐵質的療法，詳細請參照第180頁）影響的結果。

Q 尿液檢查可了解哪些肝臟功能？

A 尿膽紅素

肝臟功能不佳的人，會有尿液變成黃褐色的現象。其原因是原本不該進入尿液的膽紅素與膽素原，經由尿道排出體外。

膽紅素是血紅蛋白完成任務之後分解產生的。膽紅素在肝臟被變成直接膽紅素且溶於水的形式，經由膽道與十二指腸排出體外。若肝功能低落無法正常處理膽紅素或者膽道出現異常，直接型膽紅素就會逆流進入血液，經由腎臟隨尿液排出體外。因此罹患肝細胞性黃疸與阻塞性黃疸的患者，尿液膽紅素原會呈現陽性。特別是急性肝炎患者出現黃疸之前，尿膽紅素會呈現陽性。這項檢查對於早期發現急性肝炎非常有幫助。

A 尿膽素原

前述經由膽道進入十二指腸而排出體外的膽紅素，來到大腸時會被分解成為尿膽素原，然後大部分混入糞便排出體外，少部分回到肝臟重新合成為膽紅素，另一小部分經由腎臟與尿液一起排出體外。因此尿液與血液會存在少量尿膽素原，呈現弱陽性。

小知識

紫蘇的類黃酮可以改善肝炎

吃生魚片時常用來作為裝飾品的香味野菜「紫蘇」，含有屬於類黃酮的毛地黃黃酮。毛地黃黃酮可抑制免疫過剩反應，改善肝炎症狀。

紫蘇可改善肝功能、防範肝病惡化，已經經由實驗獲得證實。以罹患急性肝炎的老鼠為例，一組喝水，一組喝紫蘇汁，結果喝紫蘇汁的肝炎老鼠GOT與GPT值降到只剩一半不到。所以，想保護肝臟、防範肝功肝功能低落者，原本應回到肝臟重新合成膽紅素的尿膽素原，停留在血液中，經由腎臟與尿液一起排出體外，此時會出現尿膽素原陽性現象。此外，膽道異常患者，尿膽素原會呈陰性。運動後與飯後尿膽素原會呈現陽性，因此做這項檢查之前不可運動與進食。

膽紅素的肝腸循環與尿膽素原檢查

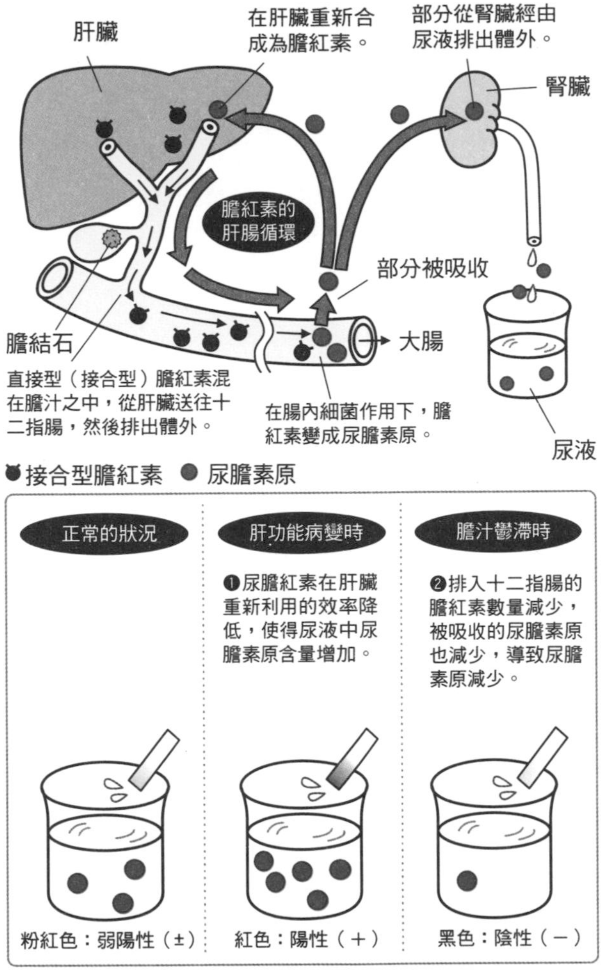
肝臟
在肝臟重新合成為膽紅素。
部分從腎臟經由尿液排出體外。
腎臟
膽紅素的肝腸循環
部分被吸收
大腸
膽結石
直接型（接合型）膽紅素混在膽汁之中，從肝臟送往十二指腸，然後排出體外。
在腸內細菌作用下，膽紅素變成尿膽素原。
尿液
接合型膽紅素
尿膽素原
正常的狀況
肝功能病變時
❶尿膽紅素在肝臟重新利用的效率降低，使得尿液中尿膽素原含量增加。
膽汁鬱滯時
❷排入十二指腸的膽紅素數量減少，被吸收的尿膽素原也減少，導致尿膽素原減少。
粉紅色：弱陽性（±）
紅色：陽性（＋）
黑色：陰性（－）

能惡化的人，不妨多食用紫蘇。

肝炎老鼠的 GOT 與 GPT 值及其治療效果

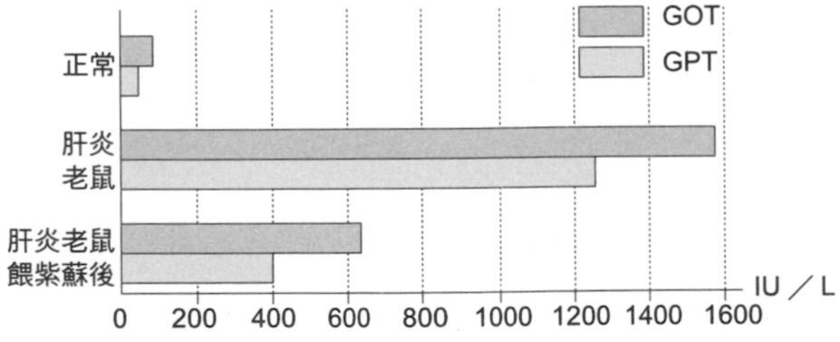
GOT
GPT
正常
肝炎老鼠
肝炎老鼠餵紫蘇後
0
200
400
600
800
1000
1200
1400
1600
IU／L

Q 纖維化指標、醣類代謝指標是什麼樣的檢查？

A 纖維化指標（marker）

肝臟內部以膠原蛋白為主要成分的纖維組織，負責將眾多肝臟細胞連結在一起，肝臟細胞即使部分被破壞也可以再生，但若罹患肝炎致使破壞狀況不斷出現，肝臟就無法再生而形成纖維組織，肝臟於是逐漸纖維化。此時，隨著肝臟膠原合成亢進現象而增加的血液內PIIIP（III型酸溶原膠原蛋白N末端肽胜）與IV型膠原蛋白等物質，被稱為「纖維化指標」。調查這兩種物質的量就可了解肝臟纖維化的程度。

PIIIP的量和慢性肝炎的嚴重程度成正比，肝硬化患者的PIIIP值會更上升。IV型膠原蛋白會和慢性肝炎、肝硬化嚴重程度同比例增加，其數字可準確地反應肝細胞纖維化的狀況。

另外，透明質酸也具備纖維化指標的作用，感染病毒或過量攝取酒精導致肝功能病變的人，透明質酸數值會明顯提高，因此可作為這兩種症狀的識別標準。

A 醣類代謝指標

從食物攝取而來的糖分進入肝臟，

小知識

配酒的小菜應注意含油量

現代人維護身體健康，保持適度脂質攝取量是基本的條件之一。有些人肝臟功能已經惡化，卻還是因為沒有出現黃疸就粗心地不限制脂質攝取。基本上脂質含有高卡路里，過度攝取容易造成肥胖，原本就必須小心注意。

至於配酒菜，大部分都含有大量脂質。酒則會促進胃液分泌、提高食慾，不知不覺讓飲酒者攝取更多的脂質，長期下來就會造成肥會轉化成肝醣而貯存起來，必要時再轉化成為葡萄糖釋入血液中，其過程主要由胰臟分泌的胰島素來控制。肝功能低落的人，胰島素作用能力降低，於是血糖值提高、出現「肝性糖尿病」，有的人因此併發真正的糖尿病。

肝性糖尿病診斷方法主要是測定空腹時的血糖值（正常值為七○到一一○mg／dl），以及飲用葡萄糖液二小時之後的血糖值（口服葡萄糖負荷檢驗）。若結果超過二○○mg／dl，可能罹患糖尿病，低於準值則可能已經罹患肝硬化。

另外，測定尿糖（正常為陰性）、糖化血紅蛋白（HbA1C）（正常值為四・三到五・八％）等，可了解肝臟的醣類代謝能力。

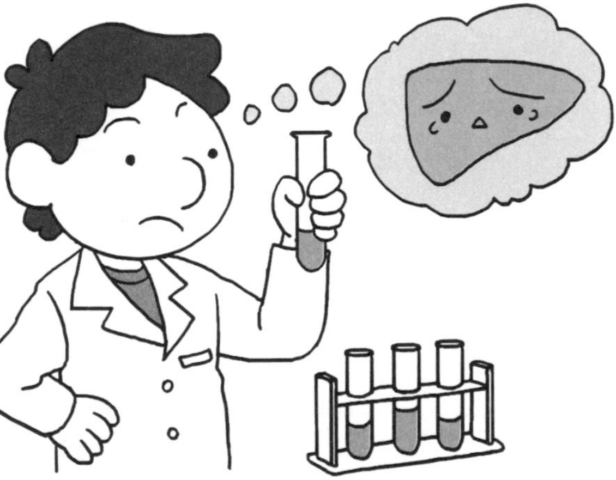

胖、脂肪肝乃至於肥胖引起的各種生活習慣病。

一般人容易忽略的是，酒本身在肝臟代謝之後也會變成油脂，所以嗜酒且喜歡搭配油膩食物的人，肝臟會累積更多脂肪。

現代人只要正常飲食，通常不會欠缺脂質這種營養素。肉類中即便是瘦肉也含有大量的脂肪，所以，怕胖的人更應避免吃肥肉。

肝炎病毒指標代表什麼意義？

病毒指標是什麼？

罹患肝炎病毒的人，血液內部的「抗原」、「抗體」以及病毒基因等都會增加，「病毒指標」便是這些物質的總稱。

抗原是一種蛋白質，因為是異物，所以這種物質進入身體後，人體會發動免疫功能，以形成用來結合抗原的蛋白質——抗體，用這種方式排除抗原，抗體是一種免疫球蛋白（Ig）。肝炎病毒指標檢查中，抽血檢驗抗體是了解肝炎病因不可或缺的工作。

A型肝炎病毒（HAV）的檢查

感染A型肝炎的人，一到四週內血液內部名為IgM anti-HAV抗體的A型肝炎病毒抗體會增量。這種抗體約半年後可從血液中檢驗出來，因此可以確認當事人是否罹患A型肝炎。IgM anti-HAV約半年左右就會消失。A型肝炎發病約四週左右，IgG anti-HAV就會出現，即使肝炎已治癒，仍會繼續存在。因此出現IgG anti-HAV，代表當事人過去曾感染A型肝炎，也就是已經擁有免疫力。

小知識

B型肝炎與C型肝炎的最大差異

日本人好發的B型肝炎與C型肝炎，其實本身有很大差異。

B型肝炎主要特徵是，感染能力約為C型肝炎十倍，感染途徑則是體液、母子間與性交等。不過，除了母子間感染B型肝炎很少慢性化。

C型肝炎基本上不太會因為體液或性交感染，感染途徑則多半是輸血或血液製劑感染。據說一九六〇年代日本中、高年齡層曾感染A型肝炎並在不知不覺情況下痊癒的人不少。曾罹患A型肝炎的人不會再度感染，所以IgG anti-HAV陽性的人，即使前往東南亞等A型肝炎好發地區旅行，也不必擔心再度感染。反之，IgG anti-HAV陰性的人，前往東南亞旅行之前，最好先進行HAV疫苗預防接種。

肝炎病毒指標的種類

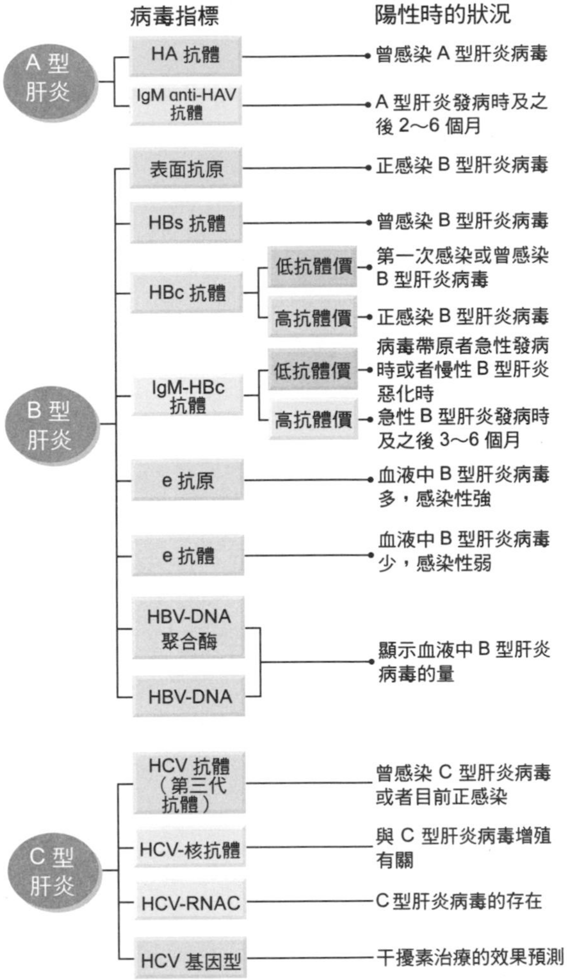

曾輸血的人，約有半數感染C型肝炎。

C型肝炎是很容易慢性化的肝炎，感染之後約六〇到七〇%會轉變成慢性肝炎，其中約有半數變成肝硬化。而C型肝炎患者肝硬化之後，約有半數會惡化成為肝癌。此外，也有五%的C型肝炎患者直接罹患肝癌。

B型肝炎病毒（HBV）的檢查

如果把B型肝炎的結構比喻成蘋果，皮的部分相當於B型肝炎表面抗原（HBsAg），果肉部分相當於核心抗原（HBcAg）與e抗原（HBeAg），果核部分相當於病毒遺傳基因（HBV-DNA）及其合成酵素（HBV-DNA聚合酶）。

進行B型肝炎篩檢時首先必須檢查B型肝炎表面抗原，陽性者應進一步檢查。B型肝炎患者即便同樣是急性肝炎，也必須判別是成人之後第一次感染還是乳幼兒期就已經帶原。若是成人才第一次感染，幾乎都屬於一過性，不必擔心慢性化。反之，若從小就已帶原就是慢性帶原者，可能會發生慢性肝炎。因此為進行識別，有必要實施IgM HBc抗體檢查。若屬於帶原者急性發病，IgM HBc抗體可能會呈現陰性或者數值很低。反之，第一次感染的人急性發病後三到六個月抗體數值會很高，呈現陽性。

不過，第一次感染者也會有這種抗體呈現陰性或數值很低的情況，所以須另外用HBc抗體（IgM HBc 抗體與IgM HBc抗體同時測定）進行確認。第一次感染者HBc抗體呈現低值陽性，帶原發病者則呈現高值陽性。帶原者發病後e抗原與HBV-DNA聚合酶呈陽性時病毒會持續增殖，因此容易傳染給人，患者也容易慢性肝炎化。

小知識

「肝炎帶原者」代表什麼意義？

感染B型肝炎的人血液內部會出現表面抗原這種病毒蛋白質。表面抗原呈現陽性期間超過六個月的人，就是所謂的「B型肝炎帶原者」。為什麼患者身上會持續帶有B型肝炎病毒，主要原因是大多數B型肝炎帶原者都在母親產道感染，也就是負責排除異物的淋巴球等免疫機制尚未發達階段就已感染，因此病毒不被視為異物，而在肝細胞定居下來。

B型肝炎帶原者惡化成為慢性肝炎的機率相當高，有的人在成長過程中因免疫功能試圖排除病毒而急性發病，也有的人一生肝炎未曾

C型肝炎病毒（HCV）的檢查

C型肝炎篩檢主要是調查HCV抗體Anti-HCV，不過，HCV抗體通常是肝炎發病後一到二個月才會出現陽性反應，所以即便已經罹患急性C型肝炎，檢查時還是會呈現陰性。因此強烈懷疑自己罹患肝炎的人，尤其已確認沒有罹患A型與B型肝炎者，還是應該進行HCV-RNA檢查，確認體內是否有C型肝炎遺傳基因。即使感染急性C型肝炎不到一週，血液也可驗出HCV-RNA，所以這種檢驗非常有用。

B型肝炎與C型肝炎的檢查順序

B型肝炎病毒

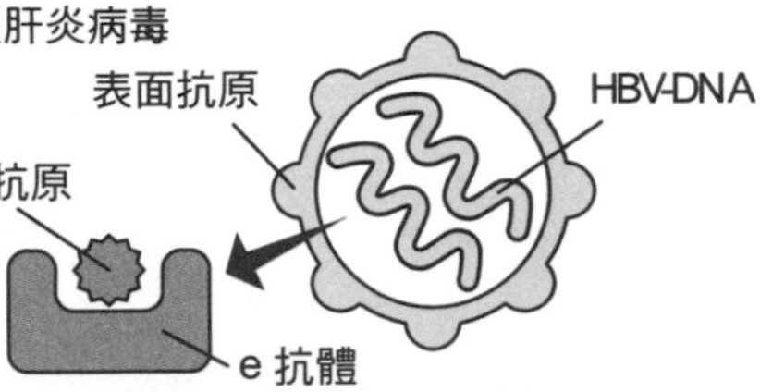

調查HBs抗原
- 陽性：持續感染
- 陰性：未被感染

調查e抗原
- 陽性：病毒持續活動
- 陰性：病毒沒有活動

調查e抗體
- 陽性：病毒活動能力受抑制 沒有治療的必要
- 陰性：病毒可能開始展開活動

C型肝炎病毒

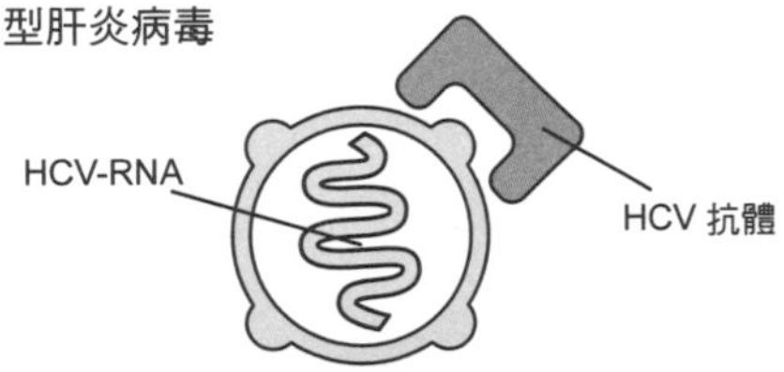

調查HCV抗體
- 陽性：已經感染或曾感染但已治癒
- 陰性：未被感染

調查HCV-RNA
- 陽性：正受到感染
- 陰性：曾感染但已治癒

發病，這便是所謂的「無症狀性帶原」。

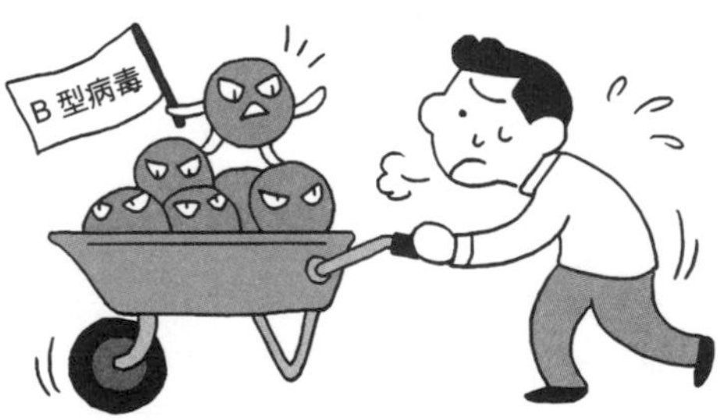

Q 腫瘤指標是什麼？

A 以腫瘤所產生的特殊蛋白質作為指標

人體體內形成的癌等惡性腫瘤，多半會分泌特殊的蛋白質、酵素與荷爾蒙並釋入血液。

這些蛋白質、酵素與荷爾蒙就成為「腫瘤指標」。不同癌症與不同臟器所罹患的癌症，其腫瘤指標會有差異。因此腫瘤指標可讓我們了解癌症發生的部位與狀況。

目前腫瘤指標約有四十種，肝癌檢查時常使用的是以下三種。

A AFP

AFP（甲種胎兒蛋白）是胎兒血液與羊水所含的蛋白質，懷孕婦女血液中也會有少許存在，健康的成年人血液中則只有其痕跡，不見實體。

反之，肝細胞癌化之後，血中會急速出現這種胎兒蛋白，約九〇%的原發性肝癌患者狀況明顯。急性肝炎、肝硬化與肝轉移性癌患者，體內甲種胎兒蛋白有時也會增加，但不像原發性肝癌那麼明顯。

小知識

腫瘤指標在什麼情況下可派上用場？

腫瘤指標會隨著癌症惡化而提高數值。不過，癌症早期階段的腫瘤指標數值不會明顯升高。而且有時當事人沒有罹患癌症，還是出現腫瘤指標陽性，所以健康的人想早期發現癌症，不適合使用這種檢驗方式。

當然進行腫瘤指標檢驗若出現異常數值，當事人有必要懷疑自己是否已經罹患癌症。只是，腫瘤指標陽性反應者，其中有不少是良性

A PIVKA—II

PIVKA—II是一種異常凝血酶原，也是肝癌細胞產生的物質。AFP呈陰性的肝癌患者，PIVKA—II仍會呈現非常高的數值，所以懷疑罹患肝癌的人，進行AFP檢驗之際，應同時進行PIVKA—II檢測。

若當事人維生素K不足或者服用抗凝固劑，這種腫瘤指標的檢驗值有時也會上升，判定時必須特別注意。但這種檢驗台灣目前幾乎不用。

A CEA

CEA（癌胚抗原）是位於胎兒消化管黏膜的糖蛋白質，成年人血液中幾乎不存在。不過，原發性大腸癌、胰臟癌、胃癌與肝轉移性癌患者，血液中的CEA卻會增加。

但原發性肝癌患者的血液中不會出現CEA，所以搭配AFP與CEA這兩種方法，可確認肝癌是原發性還是轉移性。

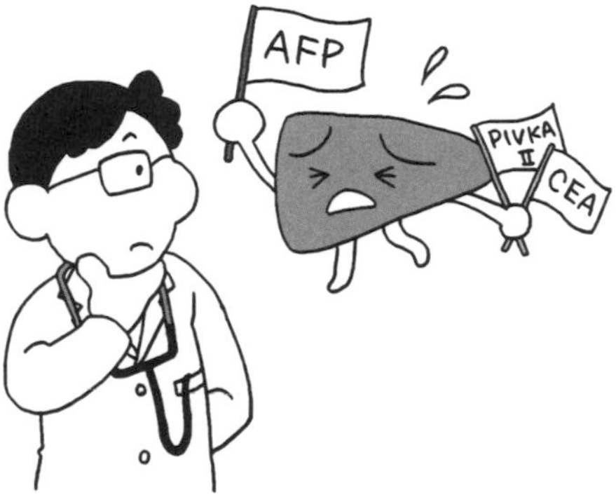

腫瘤，所以倒也不必因為數值高就感到恐慌。

要確認是否罹患癌症，最好搭配進行超音波檢查、電腦斷層掃描（CT）以及核磁共振攝影等影像檢查。也可搭配腹腔鏡，實施肝臟細胞生理切片檢查。

Q 腹部超音波檢查可正確診斷肝病到什麼程度？

A 超音波檢查裝置的架構

所謂超音波（ＥＣＨＯ），就是人體耳朵聽不到的高頻率音波。超音波檢查裝置將超音波從體表往體內發射，然後收集反射波經由電腦處理，就可呈現身體內部的影像。

進行超音波檢查不必注射造影劑等物質，患者不會痛苦也不必擔心使用X光遭受輻射污染，所以不僅初診者容易接受這種診斷，而且檢查時病床旁邊的電腦就可呈現動態影像，可說是目前最普及的影像診斷法。

在超音波檢查裝置出現之前，想正確了解肝臟與膽囊功能的優劣狀況非常困難。隨著超音波影像解讀功能愈來愈精密，目前已經能看到肝臟形狀以及病灶的樣子，正確度相當高。

A 將肝臟狀態詳細以影像呈現

超音波檢查的特徵在於可以將臟器大小、表面凹凸以及是否有結節等狀況以影像呈現。超音波遇到硬性障礙物會出現明顯的白影，因此膽結石這類結石都能看得很清楚。

小知識

日本擁有全球最先進的超音波診斷技術

日本可以說是全球超音波檢查技術最先進國家，最突出的成就是一九九〇年代開發出彩色版的超音波檢查裝置——「彩色都卜勒」，這種諾貝爾獎級劃時代性產品。

彩色都卜勒可以根據血流方向在螢幕上產生紅或藍的顏色。因此利用這種設備可以清楚看出血液在體內如何流動。幾乎所有醫療領域都能利用這種裝置，大幅提利用超音波可以清楚發現腫瘤、脂肪、腹水以及血管異常，因此常被用來診斷脂肪肝、肝硬化、肝癌、肝囊腫和總膽管癌等疾病。此外，肝臟腫大或者纖維化之後，邊緣容易產生圓形腫脹物，此時利用超音波檢查裝置持續追蹤觀察，可掌握慢性肝炎的發展狀況。

超音波檢查裝置

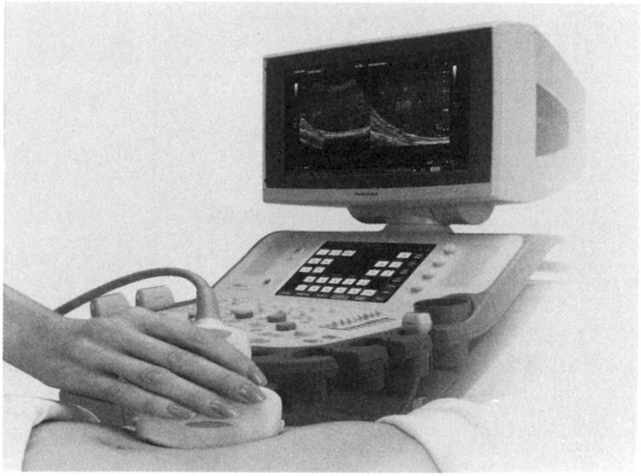

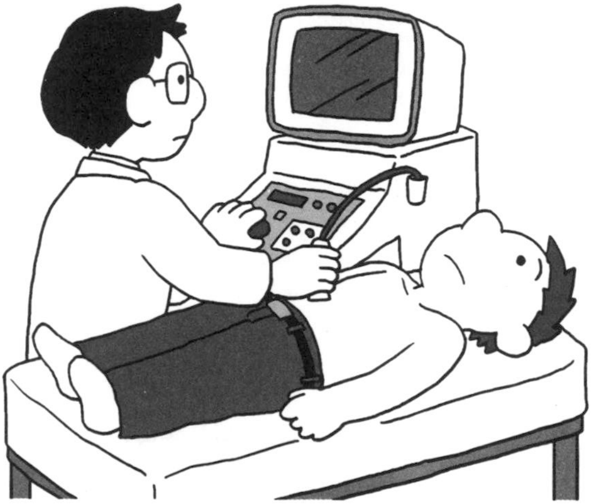

高早期診斷與評價器官組織機能的效率。

　目前引進彩色都卜勒這種檢驗設備的醫療機構仍然有限，最常利用的是婦產科與消化器科。因為不使用X光，不必擔心影響胎兒的健康，愈來愈受孕婦歡迎。消化器疾病患者也因為同樣的理由，對超音波檢查的接受度特別高。

　日本消化器學會精通操作超音波與內視鏡的臨床醫師人才輩出，持續提供這方面的高度醫療技術服務。

Q CT與MRI可以進行什麼樣的肝臟檢查工作？

A CT（電腦斷層掃描）

所謂CT就是對患部實施三百六十度的X光照射，然後利用電腦將臟器與組織吸收X光的輕微差異顯示並擴大，得到患部輪切的斷層影像。

利用CT可針對肝臟進行數公釐到數公分寬、數張到數十張的X光影像攝影，因此可以清楚看出是否有腫瘤與囊胞，即便肝癌只有一到二公分，還是看得出來。此外，肝臟是否有變形、腹水乃至血管與膽管是否異常都一覽無遺。因此實施肝硬化、脂肪肝與膽汁鬱滯的診斷，常使用這種設備。以螺旋迴轉方式照射X光邊進行攝影的三次元CT，也可以得到肝臟的立體影像，有效發現早期肝癌。

A MRI（核磁共振斷層掃描）

MRI的做法是讓患者身體處於強力磁場之中，然後利用人體細胞內部氫原子的震動，得到和CT相同等級的鮮明影像。和CT必須使用放射線不同，MRI被檢驗者不必擔心身體遭受核子污染。除此之外，MRI也可進行CT不易做到的縱向影像攝影。由於能夠同

小知識

搭配機械攝影的CT也登場了

CT與MRI這類影像檢查裝置，精密度不斷快速提升。以日本為例，更新型、更精密的相關醫療機器持續推出。以CT來說，目前能針對患部進行〇・五公釐寬度輪切攝影的器材已經實用化。

利用最新型的CT，檢驗過程中針對單一患者實施攝影，每次可拍六百張。在此之前，即使精密度最高的CT也只能拍三十張。一口

時進行縱橫斷層攝影，利用MRI可以更精確掌握肝癌個數，以及肝癌與血管位置的關係，非常有助於醫師正確擬定手術計畫。

CT 的裝置與影像

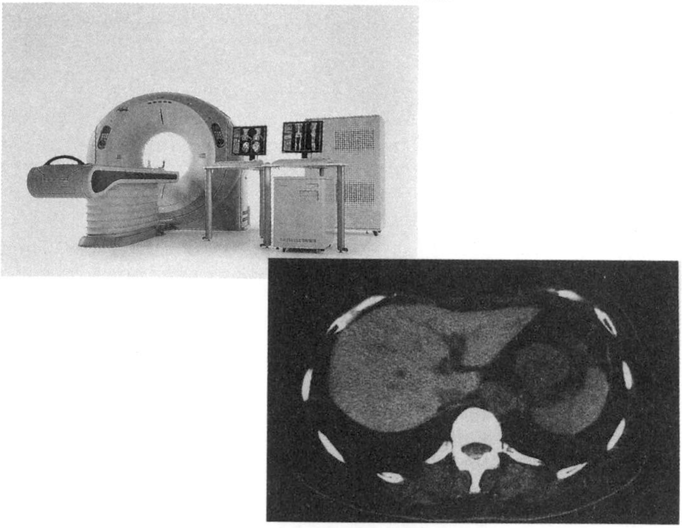

MRI 的裝置與影像

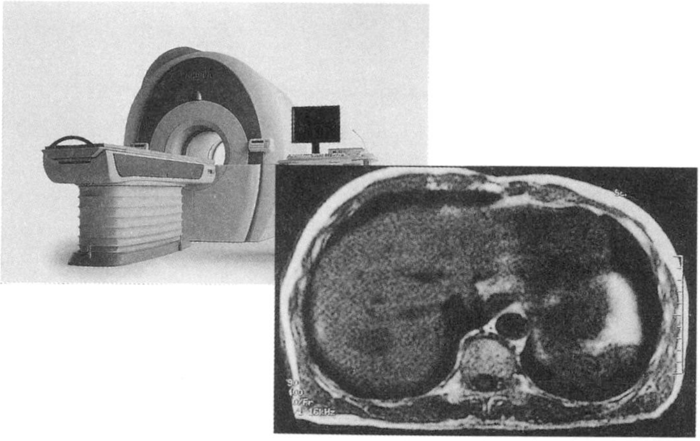

氣提高了二十倍，醫師當然更能精確掌握患部狀況。

最近有些CT加裝自動搜查功能，能記錄肺癌與乳癌等過去的診斷結果，並選出可能罹患癌症部位的影像。

這種具備自動追蹤功能的CT，目前只有少數研究機構使用，尚未大量生產。但相信不久的將來就會普遍化，醫學界能藉以發現數公釐大小的早期癌症部位。

Q 肝臟同位素閃爍攝影、血管造影檢查是什麼？

A 肝臟閃爍攝影診斷

相對於X光檢查從體外照射放射線，閃爍攝影診斷則是由體內往外發射放射線，由此來取得組織部位影像。

做法是將容易進入肝臟的放射性同位素（RI）注入靜脈，這些RI進入肝細胞一定時間後即可在底片上顯影。**檢**查時使用的是短時間內會消失的放射線，因此幾乎不會對身體造成傷害。

肝癌導致肝細胞死亡的部分，肝囊胞無法吸入RI，因此影像上會呈陰影。肝臟閃爍攝影診斷能有效觀察肝臟的形態變化、了解RI進入脾臟與骨髓的狀況，有效診斷肝硬化。

A 血管造影檢查

讓造影劑流入血管，利用以X光連線攝影的方式進行檢查。做法是將名為「導管」的細管從鼠蹊部插入體內，一直拉到肝動脈等想進行攝影的部位，然後注入造影劑。

肝硬化患者進行血管造影檢查，會出現肝動脈類似枯枝的影像。原發性肝癌進行這種檢查，會發現肝動脈變粗，無數細小血管包圍癌細胞提供其營養。

小知識

肝細胞纖維化每十年一個階段，逐漸惡化

肝纖維化過程通常分為四個階段，亦即F1到F4（F代表fibrosis，也就是「纖維化」）。

F1為「輕度」，F2為「中度」，F3為「重度」，F4為「肝硬化」。

東京大學等醫學研究機構調查結果，C型肝炎患者若沒有進行任何驅除病毒的治療動作，肝細胞纖維化程度每年提升○・一級，也就是十年後提高一級。

反之，肝轉移性癌欠缺血管，主要特徵是陰影缺損。但也有例外，所以單靠這項檢查無法判別是原發性還是轉移性。

這項檢查因為得在動脈上通管，所以必須局部麻醉。拔管之後也得塞住動脈缺口，因此通常得入院進行。

各種檢查方法的使用階段與流程

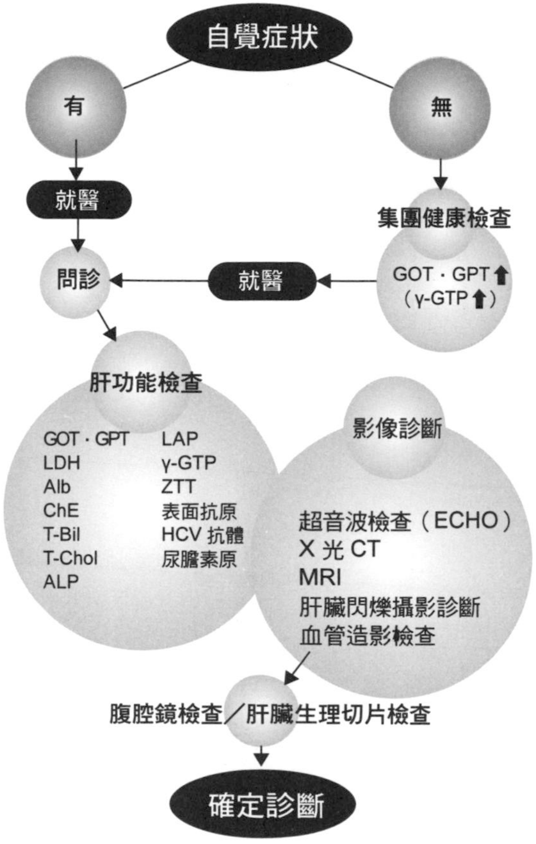

目前F3級的四十歲C型肝炎患者，沒有好好治療的話，二十年後可能會罹患肝癌。

不過，如果六十歲患者目前屬於F1狀況，預估可能四十年後也就是一百歲才會罹患肝癌，也許就不必急著就醫診治，而應先冷靜觀察即可。

若能積極驅除病毒，F值可望每四年下降一個等級，讓患者迅速遠離肝癌。

Q 肝臟生理切片檢查是什麼樣的檢查？

A 採取肝臟組織調查病變狀況

肝臟生理切片檢查的做法是使用特殊細針從體表刺入肝臟，採取肝臟內部組織進行檢查。也有使用超音波檢查的裝置導引，鎖定病變位置，或使用腹腔鏡從身體內部採取肝臟組織。利用前述兩種方法取得肝臟生理組織加以處理之後，放到顯微鏡底下檢查，就可了解肝臟細胞是否產生病變或異常。懷疑罹患肝癌的人，進行生理切片組織檢查可以知道腫瘤是屬於良性還是惡性，若是惡性腫瘤也可知道其惡化程度與性質。

A 確診所不可或缺的檢查

肝臟生理切片檢查不僅能了解肝細胞是否已經癌化，也是可讓我們知道肝臟目前狀態的重要檢查。以急性肝炎來說，急性A型肝炎患者，肝小葉周邊會有許多組織壞死；急性B型肝炎則可能肝小葉整個壞死；急性C型肝炎則肝小葉壞死的狀況較少。利用肝臟生理切片檢查可以了解到底是哪種肝炎病毒導致急性肝炎發作。

慢性肝炎患者進行肝臟生理切片檢查，可了解是否有肝小葉發炎與壞死的

小知識

進行肝臟生理切片檢查會很痛嗎？

肝臟生理切片檢查必須將長針穿過腹壁直達肝臟，因此進行之際得實施局部麻醉。

肝臟和其他臟器一樣，都被收納在腹膜這個巨大的「袋子」中。所謂腹壁，指的是腹膜外側的肌膜、肌肉和皮膚。受到針刺，這三者會感到疼痛。不過，肝臟本身沒有神經，不會有痛覺，進行這項檢查時肝臟不必麻醉。

狀況，也可識別目前肝炎為活動期或非活動期。

此外，這種檢查也可判別慢性肝炎與肝硬化，主要原因是肝細胞纖維化後，被纖維圍繞的健全肝細胞會形成類似隔離小島的「結節」。肝臟只有部分結節時，只是慢性肝炎；若為完整結節就是肝硬化。進行肝臟疾病確診，肝臟生理切片檢查是不可或缺的有效檢驗方法。

藉由肝臟生理切片檢查了解肝硬化進行程度

慢性C型肝炎演變成肝硬化的轉變率

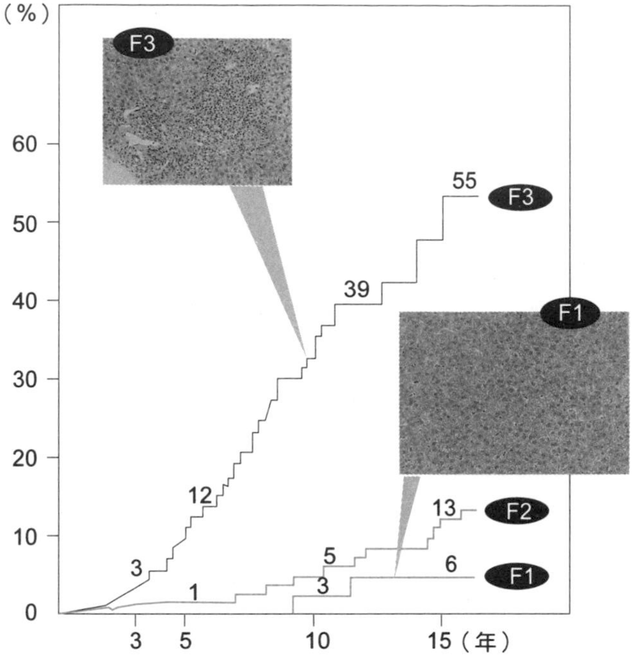

F1：輕度纖維化
F2：中度纖維化
F3：重度纖維化
F4：肝硬化

（熊田博光等，1998）

整體而言，肝臟生理切片檢查也可算是「手術」，但肝臟生理切片檢查只是非常「輕度」的手術，當事人不必緊張。

不過，因為採取組織會造成「剝離熱」，檢查之後當事人會持續數日感到右側腹皮膚繃緊、陣痛，因此即便實施穿刺的時間很短，為了確實做好準備工作與止血動作，通常有必要住院二到三天。在台灣通常臥床觀察六到二十四小時，就讓病人回家。若肝臟出現明顯的病變，血液凝固因子形成的功能低落，就容易出血。會有出血狀況以及黃疸嚴重的肝病患者，不適合實施肝臟生理切片檢查。

Q 腹腔鏡檢查是什麼樣的檢查？

利用內視鏡了解肝臟狀態

在腹部打開一個直徑小於一公分的小洞，然後將名為「腹腔鏡」的內視鏡插入體內，用這種方法觀察肝臟、膽囊與脾臟等臟器表面，就是所謂的「腹腔鏡檢查」。操作之際在腹部打的洞通常不只一處，除了放入腹腔鏡的小洞，通常還會另外在腹部打一個洞，將空氣送入腹腔內部名為「氣腹」，以擴大視野。此外，有時也會打用來做肝臟生理切片檢查的小洞。

使用腹腔鏡除了可以詳細觀察肝臟表面的狀況，利用螢幕擴大或者攝影的方法，也可讓患者本人知道更詳細的疾病狀況與治療內容。而且因為能在肉眼看得到的情況下採取肝臟組織，比使用超音波下實施肝臟生理切片檢查還安全、精確。

近來愈來愈進步的內視鏡治療

利用腹腔鏡觀察健康的肝臟時會發現肝臟表面非常平滑，呈現鮮豔的赤褐色。反之，罹患急性肝炎者因為充血，肝臟看起來更鮮紅而且有點腫脹。

小知識

腹腔鏡是什麼樣的器具？

過去一般人較熟悉的是胃鏡，同樣是把鏡頭放進胃部，用這種方法觀察胃部狀況。腹腔鏡的做法與此類似，不過，目前和胃鏡一樣都已電子化，精密度更高。

腹腔鏡是一種直徑不滿六公釐的細管，所以腹部打開的洞很小。這項類似小手術的檢查做完，患者不會有明顯的疼痛。手術幾週之後拆線，幾個月之內傷口大概可以復原，不會留下痕跡。

最近有廠商開發出直徑

慢性肝炎的肝臟表面上有點白灰色，還有細小的凹凸與顆粒。肝硬化患者則因為肝臟遍布結節，所以凹凸與長顆粒的情況更嚴重，顆粒大到肉眼可以清楚看見。

因為能直接觀察肝臟病變，腹腔鏡備受重視。近來由於內視鏡技術顯著進步，還有利用內視鏡進行食道靜脈曲張手術等做法，甚至有人主張將消化道領域所進行的手術，由外科改為內科。

以腹腔鏡觀察到的肝臟表面

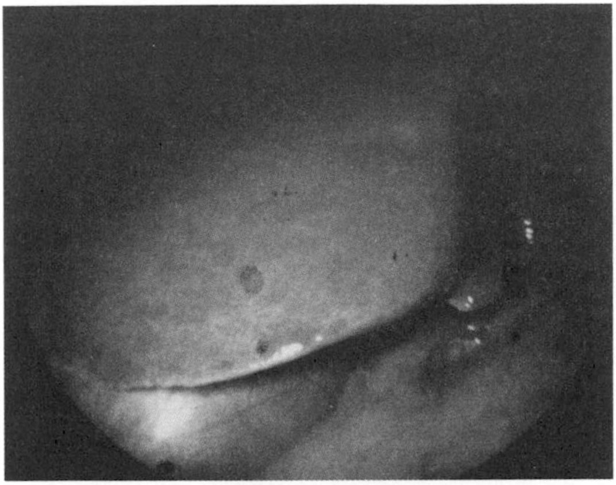

慢性肝炎的肝臟

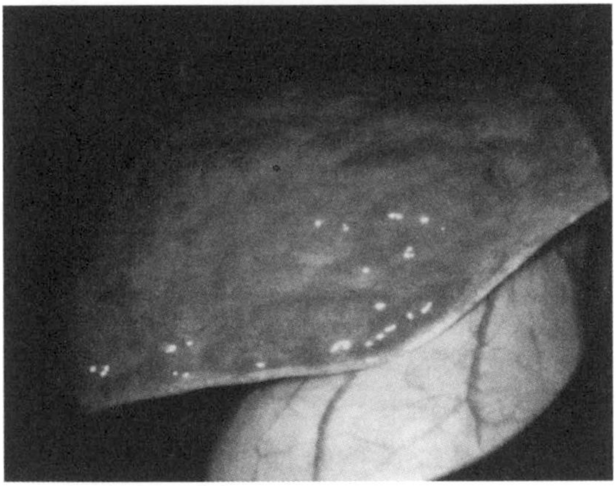

肝硬化的肝臟

三公釐以下的超細腹腔鏡，雖然影像解析度略降，但可以連續數日觀察猛爆性肝炎。

腹腔鏡的攝影內視鏡

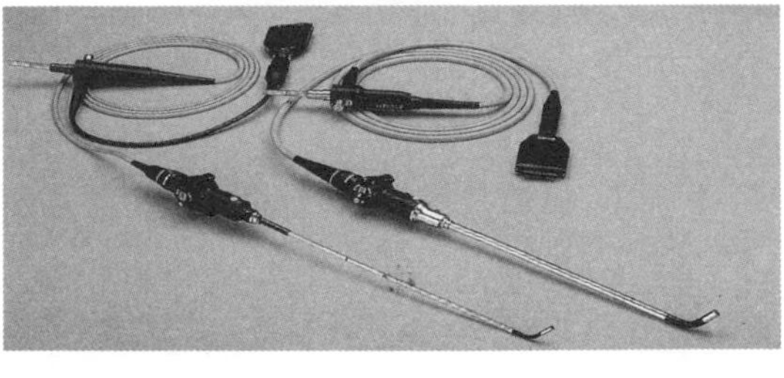

〈紀錄・保存頁〉

張貼欄①

張貼欄②

紀錄（摘要）

◆本欄用來張貼檢查結果（檢查報告）或剪報資料、醫師聯絡方法及其建議、生活注意事項等。

第3章

肝病防治Q&A

Q A型肝炎是什麼樣的疾病？

A 屬於經口感染的肝炎，多半在海外受到感染

所謂A型肝炎，就是經口感染A型肝炎病毒（HAV）導致的急性肝炎，日本據說每年有五萬到二十萬人發病。急性肝炎約四〇%為A型肝炎，通常五到六週就可痊癒，而且不會變成慢性肝炎。主要感染途徑為，食用受感染者糞便污染的生水與魚貝類，就會因此感染A型肝炎病毒，並且擴大感染圈。

特別是前往東南亞等衛生落後的國家旅行，感染A型肝炎的機率相當高，為求安全，前往這些地區旅行的民眾，最好事先接受免疫球蛋白HAV疫苗注射。台灣小於三十歲的居民很少在國內感染A型肝炎，但超過三十歲者，九〇%以上已有A型肝炎抗體，即過去曾感染，已有免疫力，不會再感染。

A 必須注意防範演變成猛爆性肝炎與急性腎衰竭

A型肝炎感染之後會有二到六週潛伏期，出現三十八度以上的高燒、關節痛、食慾不振、嘔吐和全身倦怠感等類似重感冒的症狀。此時進行肝功能檢查會發現，GOT與GPT值急速上升。

小知識

肝炎病毒發現史

肝炎病毒不容易發現，所以和其他傳染病相比，病毒性肝炎可說是研究成果最慢顯現的，早期醫學界只粗略了解肝炎病毒有兩種類型。

一九五三年WHO（世界衛生組織）將經由飲用水與食物感染的肝炎稱為「流行性肝炎或傳染性肝炎」，血液感染的稱為「血清肝炎或輸血後肝炎」。

直到一九六四年才第一次發現肝炎病毒。發現者是

這種症狀持續一週，接下來會有連續二到四週的黃疸現象。這個階段不再發燒與全身倦怠，接下來IgG anti-HAV陽性化，同時黃疸消失，肝功能數值也恢復正常。

因此，A型肝炎屬於一過性（暫時性）疾病，但也有極少數患者演變成猛爆性肝炎。另外，一%左右A型肝炎患者會出現急性腎衰竭，不可大意。

A 型肝炎好發地區

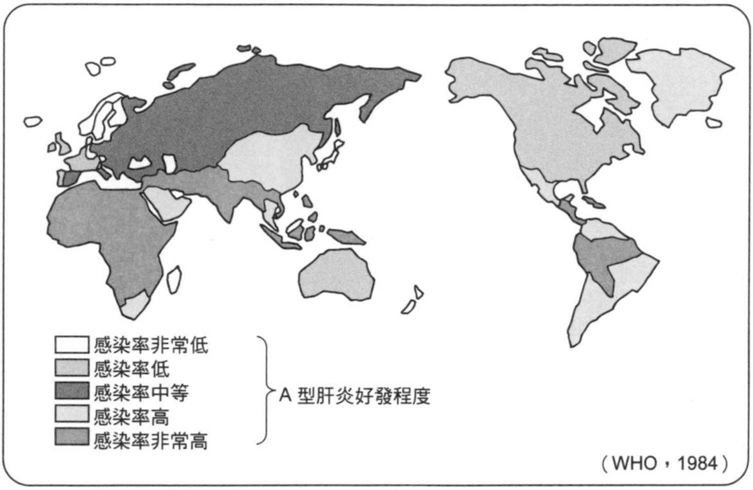

美國血清學者B・S・布倫柏格博士。他在澳洲原住民血液中找到一種類似病毒的微粒子，發現這種微粒子會和原住民的血液產生反應，因此命名為「澳大利亞抗原」。

直到一九七〇年，才確認這種微粒子就是血液感染的病毒。經口感染的病毒到一九七三年才發現。因此，WHO將「流行性肝炎」改稱為A型肝炎，血清肝炎改稱為B型肝炎。

Q 為何感染過A型肝炎就不會再發作？

產生免疫就不會再度感染的A型肝炎

罹患急性肝炎的人，驗血調查其**IgM anti-HAV**就可了解是否罹患A型肝炎。**IgM anti-HAV**只有A型肝炎發病以及之後二到六個月，才會出現在血液之中。

A型肝炎痊癒後**IgM anti-HAV**就會消失並產生**IgG anti-HAV**，**IgG antiHAV**會一輩子存在人體體內，所以曾罹患A型肝炎的人，不會再度發作。前往衛生落後地區旅行的人，最好事先了解自己體內是否有**IgG anti-HAV**，若為陽性就不必注射預防針。

IgG anti-HAV檢查呈現陽性，代表當事人曾罹患A型肝炎。以日本A型肝炎患者為例，患者多半誤以為自己只是重感冒而已，不明就裡地痊癒。衛生條件惡劣的戰爭前後，確實有許多日本孩童染患A型肝炎而產生抗體。

戰後日本衛生條件改善，**IgG anti-HAV**陽性民眾急速減少。不過，也正因為不曾感染，體內沒有抗體的年輕人前往海外旅行，就容易感染A型肝炎。

靜養是最好的治療方法

小知識

覺得不乾淨的東西最好加熱煮過再進食

A型肝炎病毒（HAV）是直徑約三十奈米（一奈米為一百萬分之一公分）的球形病毒，和引起小兒麻痺的小兒麻痺病毒非常類似。通常只要一百度持續加熱五分鐘，就可消滅這種病毒。所以，覺得不夠乾淨的食物，最好煮過再吃。

食物之中最容易傳染A型肝炎病毒的大概是貝類，所以許多人因吃生蠔或生蚵感染A型肝炎。

前述A型肝炎為一過性疾病，最好的治療方法是休息靜養，讓症狀發作完畢產生抗體。利用病毒指標等方法確認罹患A型肝炎之後，患者最好休息，攝取營養均衡的食物。據說人站立時肝臟血液會減少二〇到四〇%，所以讓受損肝細胞快速再生的最佳做法就是盡量躺著。特別是有黃疸現象的人，更應盡量靜養，食慾不振者施打營養素點滴，讓肝細胞加速再生。若發病初期無法休養而過度勞動，嚴重時可能會有生命危險。

A 型肝炎的預防方法

1. 前往 A 型肝炎好發地區旅行，應先注射疫苗

注射免疫球蛋白可立收預防之效，注射疫苗必須數週後才能產生抗體，因此應提早接受接種。通常每接種一次可以連續三到四年發揮預防 A 型肝炎感染的效果。

2. 避免在A型肝炎好發地區生飲、生食

亞洲與非洲衛生落後地區常流行 A 型肝炎，前往當地旅行應避免生飲生食。特別是飲用水容易遭受污染，不妨盡量以礦泉水取代。

3. 防範遭受二次感染

若周遭有人感染 A 型肝炎病毒，如廁後與用餐前必須徹底洗手。洗滌衣服與餐具時，用熱水消毒以確保衛生安全。

容易出現盲點的地方是菜刀與砧板，即使生蠔加熱以後才食用，處理過生蠔的刀子與砧板也會受汙染，若這兩種廚具沒有洗乾淨而用來處理其他食材，只要該食材沒煮過或烤過，食用者就有可能感染A型肝炎病毒。

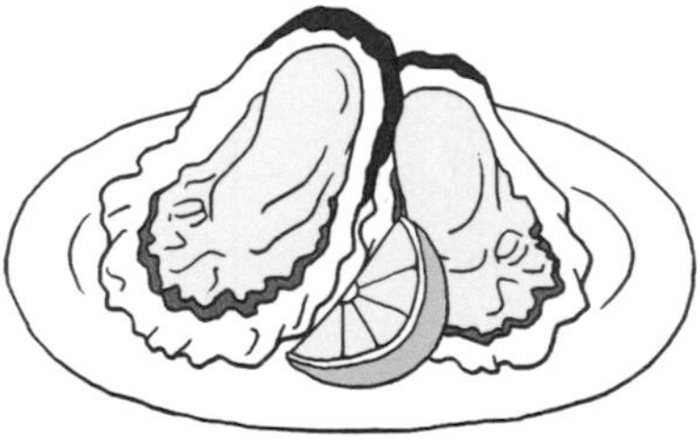

Q 醫師說我是B型肝炎帶原者，原因何在？

A 垂直感染與水平感染

B型肝炎是指遭受B型肝炎病毒（HBV）感染引起的病毒性肝炎，感染途徑主要有垂直感染與水平感染兩種。垂直感染是帶原者母親將病毒傳給胎兒或乳幼兒的母子感染，絕大部分出現在分娩過程中，也就是胎兒通過產道時受到感染。水平感染則是共用注射器或輸血、接受針灸治療、刺青與性交過程中接觸帶原者血液或體液所感染。近年因捐血者都得嚴格實施篩檢，醫療機構也都改採拋棄式注射針與注射器，醫療感染B型肝炎的情況已大幅減少。

台灣自一九八四年起領先全球實施全面性新生兒B型肝炎疫苗注射，二十歲以下的人口中帶原率已降到一%以下，未受疫苗保護的人口中帶原率則達十五到二〇%，推估全台尚有二百六十萬帶原者。

A e抗原血清轉換與變異株

不同年齡的B型肝炎感染者，其疾病演變過程會產生很大差異。成人之後水平感染B型肝炎病毒的人，約有七〇到八〇%沒有症狀就痊癒，剩餘的二〇

小知識

如何防範B型肝炎母子垂直感染

根據過去研究，母親是e抗原陽性的B型肝炎帶原者，若分娩之後沒有立刻進行感染預防（HBV的母子感染預防），幾乎一〇〇%都會讓孩子感染HBV病毒。其中更有八五到九〇%會進入持續感染狀態（帶原化）。

另一方面，e抗體陽性的母親所生下來的孩子，約有十到十五%會遭受HBV病毒感染，帶原化機率一樣

到三〇%也多半變成急性肝炎然後痊癒。至於垂直感染或三歲之前水平感染B型肝炎病毒者約八五%會帶原化，剩餘的則將病毒排出體外而痊癒。B型肝炎帶原者變成慢性肝炎的比例約為二〇到三〇%。慢性B型肝炎發病後，可能會在不知不覺中變成肝硬化或肝癌，必須注意。剩下七〇到八〇%的帶原者，不久e抗原會呈現陰性，e抗體會呈現陽性。此時B型肝炎病毒並未被排出體外，而是活動力受到免疫機制作用抑制，因此稱為「e抗原血清轉換」（HBeAg seroconversion）。大多數B型肝炎帶原者都持續這種肝炎未發作的狀態，一生都是「無症狀性帶原者」。

即使B型肝炎帶原者演變成慢性肝炎，只要e抗原產生血清轉換，肝炎還是不會惡化。因此血清轉換一直是B型肝炎的治療目標。不過，後來研究發現即便進入血清轉換狀態，患者仍有二五%左右會再出現慢性肝炎，甚至有的人還是會惡化成肝硬化。主要原因是B型肝炎病毒DNA產生突變，稱為HBV的「變異株」。血清轉換之後血液內部HBV-DNA仍多的人，變異株會持續增殖，有時不只形成慢性肝炎甚至會導致猛爆性肝炎，必須注意。

高。

孕婦健康檢查時發現自己屬於e抗原陽性的HBV帶原者，若能在分娩之後立刻進行適當的HBV母子感染預防，可讓嬰兒HBV帶原化機率降低九五到九七%。

不過，即便e抗體陽性的HBV帶原者，也不可安心。為了謹慎起見，生產後最好立刻進行嬰兒HBV母子感染預防工作。

B型肝炎轉為猛爆性肝炎或慢性化的可能性多大？

成年後罹患急性B型肝炎者慢性化機率較低，

成人之後水平感染B型肝炎者，七〇到八〇%可以在沒有產生任何症狀的情況下痊癒，稱為「不顯性感染」。剩餘二〇到三〇%，即使急性肝炎發病，也不至於造成嚴重的問題，慢性化的機率不到五%。理論上曾感染B型肝炎的人，如果治癒可獲得終生免疫，不會再度感染B型肝炎。不過，近來卻有成年才感染B型肝炎的患者，感染特定遺傳基因型（遺傳基因型A）HBV而帶原化，並出現慢性肝炎發病的現象。研究愈進步，反而發現更多新的難題，這也正是傳染病棘手之處。

不容易預測的慢性B型肝炎發展方向

慢性B型肝炎幾乎無自覺症狀，但病狀急速惡化時患者會有嘔吐、食慾不振、全身倦怠感與黃疸等症狀。

慢性B型肝炎患者有的很快重症化而罹患肝衰竭；有的人二十年之後才慢慢肝硬化；也有的會突然罹患肝癌。可見慢性B型肝炎和一發現就可大致預測其發展的慢性C型肝炎完全不同。慢性

小知識

很可能因為性行為感染的B型肝炎

有些人會因性行為感染B型肝炎病毒（HBV）。感染HBV的人，血液之中大量存在HBV，感染力比C型肝炎病毒（HCV）、愛滋病毒（HIV）還強。所以，即使當事人不了解其嚴重程度，只要有HBV，患者精液、體液與分泌物就會混入微量血液，接觸這些物質者即可能感染HBV。

一九七〇年代之前，日本人除了出生時母子感染

B型肝炎和慢性C型肝炎還有另一項差異是，演變成肝硬化的年齡差距相當大。慢性B型肝炎患者罹患肝硬化的年齡，比慢性C型肝炎早十年以上，是很難預測其變化的疾病，因此患者應盡可能提早並定期做各種詳細的檢查。

目前醫學技術無法完全排除患者體內的慢性B型肝炎病毒，治療只能抑制病毒增殖，讓e抗原轉換成陰性，讓肝炎沉靜化、肝功能盡量恢復正常。常見療法有肝庇護療法、抗病毒療法，以及提高自體免疫力療法等。

B 型肝炎惡化之後可能的演變

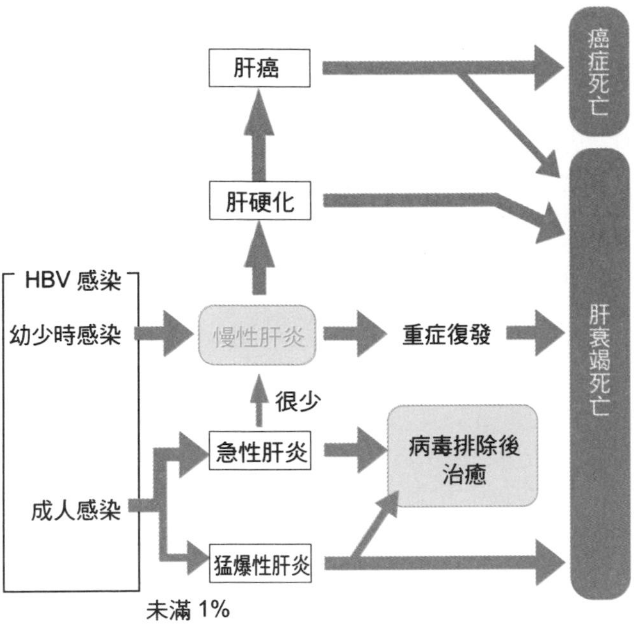

（或垂直感染），衛生環境不佳更造成各種傳染途徑，讓民眾容易感染HBV病毒（水平感染）。

後來經濟與環境衛生改善，加上院內感染等醫療感染預防工作進步，水平感染的情況明顯改善。一九八六年起更實施全國規模的分娩時HBV母子感染預防工作，垂直感染問題大幅改善。性行為傳染可以說是目前唯一的「漏網之魚」。

Q C型肝炎為何被說成是「可怕的疾病」?

A 慢性化變成肝硬化與肝癌機率特別高的C型肝炎

早期被稱為非A非B型肝炎、無法進行肝炎病毒認定的肝炎，幾乎都是這種類型。據推估目前台灣約有三十萬人罹患C型肝炎。

C型肝炎棘手之處在於不僅潛在患者人數多，且病情容易慢性化與嚴重惡化。初期感染C型肝炎病毒的人，約七〇%處於持續感染狀態（HCV帶原）。四十歲以上的HCV帶原者，約有六五到七〇%慢性肝炎發病。

未適度接受治療的HCV帶原者，過了七十歲預估每一百人會有十到十六人肝硬化，其中二十到二十五人變成肝癌。日本肝癌患者十到十五年來急速增加，八〇%以上為C型肝炎所致，可見問題非常嚴重。

A C型肝炎病毒的特徵

血液裡的C型肝炎病毒（HCV）病毒量遠比B型肝炎病毒（HBV）少，精液等體液的含量也非常輕微，因此感染力弱，很少因為母子感染或性交而傳染。

主要感染途徑是輸血以及血液製

小知識

C型肝炎的感染途徑

C型肝炎病毒主要是感染者的血液或體液進入其他人血液所導致的感染。其主要途徑有以下幾種：

- 以含有C型肝炎病毒的血液進行輸血。
- 與C型肝炎病毒感染者共用注射針或注射器。
- 不小心被沾染C型肝炎病毒感染者血液的針刺到（特別是醫護人員等特別必須小心注意）。
- 被C型肝炎病毒感染者用過的器具沒有經過適當消

劑、早期預防接種、針灸治療、刺青、戴耳環和施打毒品時共用針頭等。過去也有許多人長期進行血液透析，或者在醫療現場被針刺到而感染。

另一方面，已經感染的患者幾乎不會有自覺症狀，這也是C型肝炎難以處理的原因之一。即便感染而變成急性肝炎，患者的GOT與GPT值也沒有像B型肝炎那麼高。而且這兩種檢驗值由低往上升，然後肝炎慢性化的情況相當常見，不同於發作後就不會再次感染的B型肝炎。

B型、C型肝炎的肝癌發生率

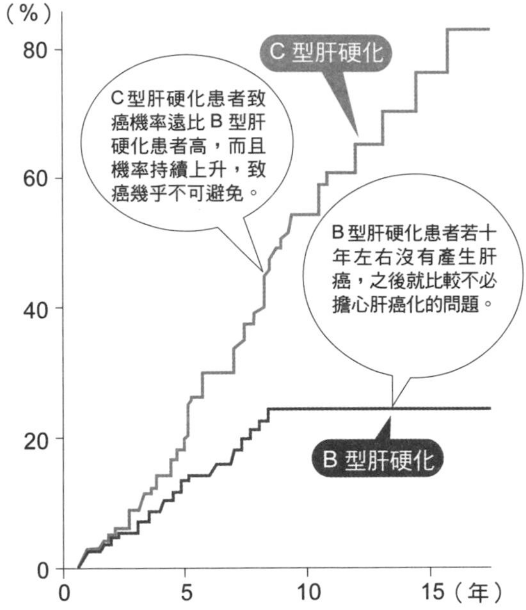
（%）
80
60
40
20
0
0
5
10
15（年）
C型肝硬化
C型肝硬化患者致癌機率遠比B型肝硬化患者高，而且機率持續上升，致癌幾乎不可避免。
B型肝硬化患者若十年左右沒有產生肝癌，之後就比較不必擔心肝癌化的問題。
B型肝硬化

（熊田博光，1995）

毒，直接用來進行刺青或者挖耳洞。

- 與C型肝炎病毒感染者進行性行為（不過，感染機率不高）。
- 感染C型肝炎病毒的母親生小孩（不過，機率不高）。

Q 感染C型肝炎後通常有什麼過程？

A「輸血後肝炎」與「散發性肝炎」

大約有一半的C型肝炎感染屬於輸血以及患者接受血液製劑所導致的「輸血後肝炎」；另外一半是其他管道導致的「散發性肝炎」。C型肝炎感染之後經過約四十天的潛伏期，會演變成為急性肝炎。

其中半數會有食慾不振、全身倦怠感、黃疸等明顯急性肝炎症狀，但也有半數沒有出現自覺症狀急性肝炎就痊癒。因此C型肝炎的特徵是——急性肝炎症狀較輕微，但事實上這反而比A型肝炎與B型肝炎更可怕。

急性肝炎通常是因淋巴球等將病毒與肝細胞一起破壞、排除所導致。被破壞的肝細胞可以立刻再生，在病毒被排除之後恢復正常。但C型肝炎患者無法產生這種強烈的免疫反應，病毒持續寄生肝細胞，逐漸慢性化。即便已經變成慢性肝炎，也不像B型肝炎「血清轉換」那樣，C型肝炎病毒不會停止自然增殖，若放著不管，惡化機率相當高。

A 持續進步的C型肝炎治療法

慢性C型肝炎患者罹患肝癌的機率

小知識

進行肝炎檢查需要多少費用？

基本上健保可給付肝炎患者進行相關檢查。以日本為例，患者通常自行負擔三成費用。若必須進行內視鏡檢查或手術前的肝炎病毒檢查，也適用保險減輕負擔。

二〇〇二年後根據「老人保健法」，日本政府在國民基礎健康檢查項目中加入「肝炎病毒篩檢」，四十歲以上的民眾每年可接受一次這種篩檢。四十歲以下的民眾自行前往醫療機構接受肝通常隨時間增加，不會過了一定年限就不再惡化成肝癌。因此早期治療並抑制病毒活動非常重要。肝炎本身不會造成生命危險，所以治療的目的是防範其惡化成為肝硬化與肝癌。治療的原則是正常作息、遵守飲食療法並且實施肝庇護療法與抗病毒療法。若能驅逐病毒就能一併改善肝臟組織，大幅減少致癌的可能性。最近利用肝庇護療法讓肝炎沉靜化，即使無法完全治癒也能有效抑制癌症產生。最近許多臨床研究C型肝炎病毒驅逐療法都有可觀成果，早期驅除機率僅三〇%，但配合使用抗病毒藥劑，可一舉提高到六〇%以上，預期今後治癒率還會進一步提高。

C型肝炎的發展過程

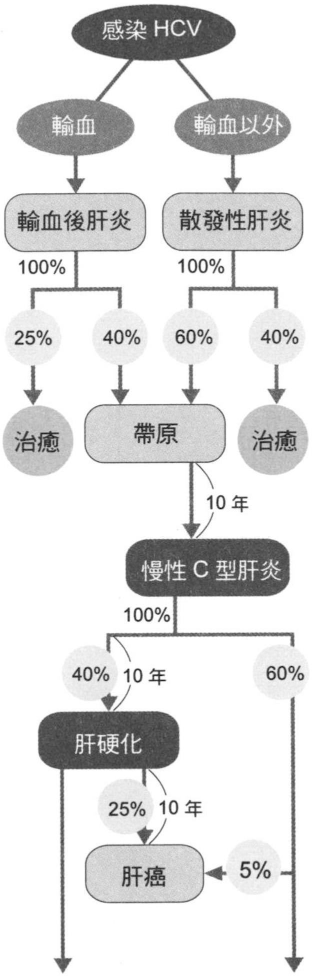

炎病毒篩檢，健保沒有給付時費用可能超過一萬日圓。

另外，日本各市、區、町、村所屬衛生所，會替民眾實施C型肝炎與愛滋病毒篩檢。不過，C型肝炎篩檢有條件，那就是沒有合理懷疑和證明過去可能因為輸血而感染者，衛生所不接受其檢查申請。

換言之，只有具備充分篩檢理由的人，才可前往衛生所接受C型肝炎篩檢。其費用相當低廉，只需一千四百日圓左右。

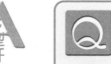

C型肝炎有什麼最新的檢查方法？

C型肝炎的檢查方法

C型肝炎病毒（HCV）抗體呈現陽性者，多半已經罹患肝炎一到二個月。因此想盡早進行詳細檢查的人，不只得實施血液第三代HCV抗體檢查，還應搭配實施與C型肝炎病毒增殖有關的HCV-核心抗體檢查，以及HCV-RNA檢查。

進行DNA與RNA複製工作以早期發現C型肝炎

用來進行HCV-RNA檢查的PCR法（polymerase chain reaction，聚合酶鍊反應），是一種能在很短時間內利用試管複製DNA與RNA的劃時代方法，開發這項檢驗方法的摩李斯因此獲得諾貝爾醫學獎。

罹患急性C型肝炎的人一週後血中會出現病毒的RNA，若其數目超過每毫升一百個就可用PCR法檢驗出來。PCR法不僅能早期發現C型肝炎，對於B型肝炎與愛滋病的診斷也非常有用。

愈來愈精確的核酸增幅檢查

小知識

若確定罹患C型肝炎患者應如何治療？

要了解是否罹患C型肝炎，必須由醫師進行精密檢查。首先應實施C型肝炎病毒核酸增幅檢查，了解是現在感染病毒還是過去曾感染病毒。

若是C型肝炎持續感染者（HCV帶原），應進一步了解肝臟狀態（肝炎活動度、病期），然後決定是否該立刻展開治療，或者再觀察一陣子。

HCV帶原者應注意事

日本的B型與C型肝炎盛行率

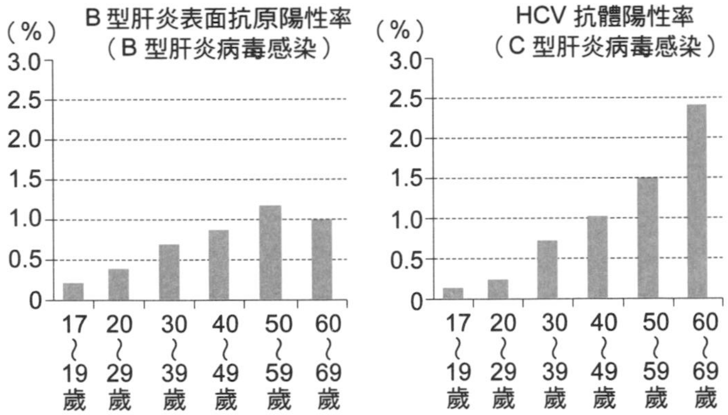

所謂「核酸增幅檢查」乃是將部分標的遺傳基因放進試管內並使之增殖到一億個的檢驗方法，和PCR法類似。利用這種方法檢驗C型肝炎病毒遺傳基因（HCV-RNA），可以精確檢驗出血中存在的極少量HCV遺傳因子。HCV抗體之所以能將顯示「中力價」到「低力價」陽性者區分為C型肝炎持續感染者（帶原者）與過去曾經感染者，主要也是根據核酸增幅檢查。HCV感染初期與HCV抗體形成之前「空窗期」的患者，也可利用這種方法進行確診。

項如下：

- 定期（一年至少每二到三個月一次）進行肝臟適度檢查。
- 充分了解自己目前肝臟所處狀態。
- 請教主治醫師，如何健康管理（定期檢查的間隔等）等必要注意事項，擬訂相關的治療方針。

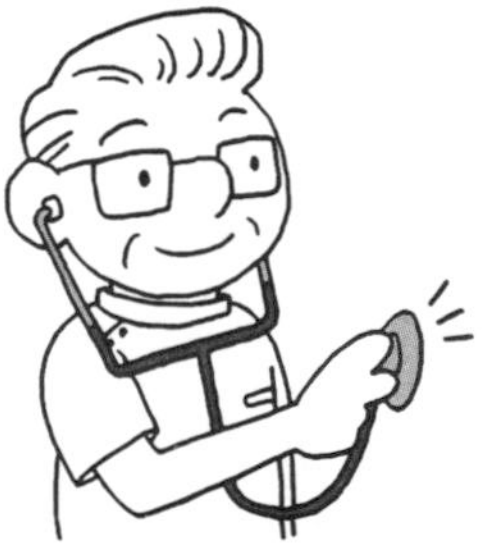

Q D型肝炎是什麼樣的疾病?

A D型肝炎可說是B型肝炎的「寄居者」

D型肝炎病毒（HDV）容易造成肝炎發作，但這種病毒有個特色，必須依附於B型肝炎病毒才能生存。一九七七年專家發現，B型肝炎患者肝細胞內部有種與HBV不同的病毒，稱為δ因子。後來確認δ因子只能在有HBV的肝細胞增殖，因此稱之為δ肝炎，現在則改稱D型肝炎。

D型肝炎盛行於義大利等地中海沿岸、中東、非洲、南美亞馬遜河流域和南太平洋群島等地區。亞洲較常見的是B型肝炎，D型肝炎病毒（HDV）的陽性率偏低。在日本，HDV帶原者大約是HBV帶原者的〇・一至〇・四%。

HDV寄居在HBV的殼裡，所以沒辦法直接抓到這種病毒。但可以檢驗出其抗體，藉此判斷有無感染。

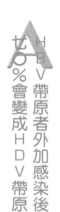

A HBV帶原者外加感染後七〇%會變成HDV帶原者

D型肝炎是透過血液或體液感染，有的人因輸血等狀況同時感染B型肝炎與D型肝炎；也有的人原本就是B型肝

小知識

肝炎外加感染是什麼樣的情況？

某種肝炎帶原者感染其他肝炎，稱為「外加感染」。B型肝炎帶原者若在輸血等情況下重複感染D型肝炎，除了GOT、GPT值會上升，也容易出現急性D型肝炎發病，甚至演變成猛爆性肝炎。

歐美地區B型猛爆性肝炎患者約三〇%是D型肝炎外加感染造成，因此一般認為，D型肝炎可能是猛爆性肝炎的病因病毒。

炎帶原者，再次感染時變成D型肝炎。同時感染時，因為B型肝炎是一過性感染，所以B型肝炎痊癒後，D型肝炎也會消失。但必須注意兩種急性肝炎同時感染容易變成猛爆性肝炎。

原本就是B型肝炎帶原者的人感染D型肝炎，其主要問題是慢性肝炎容易轉變為猛爆性肝炎（參照下方專欄說明）。此時D型肝炎慢性化機率非常高，約七〇%的人成為B型肝炎與D型肝炎帶原者。只要將B型肝炎排出體外，D型肝炎會同時消失，因此治療時通常以B型肝炎為主要目標。

D型肝炎的結構

HDV是寄住在HBV的病毒。
在日本0.4％的HBV陽性患者血液出現HDV病毒陽性反應，輸入 HBV 陽性患者的血液而感染HDV病毒的機率，則降到0.1％。
因此，手術時使用 HDV 陽性患者血液而感染HDV病毒的機率，只有百萬分之四以下，罹患猛爆性肝炎的機率更低。以日本為例，幾乎不必擔心這種問題。

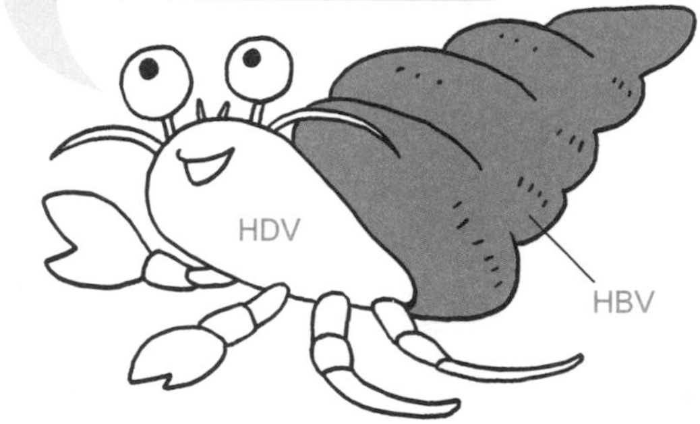

有時某些患者會同時產生B型肝炎與C型肝炎雙重感染。以日本為例，猛爆性肝炎約九〇%患者屬於擁有B型肝炎病毒或C型肝炎病毒的HBV陽性或HCV陽性，其中約十到十五%推定為B型肝炎帶原者重複感染C型肝炎。

Q E型肝炎是什麼樣的疾病？

生飲、生食肉類導致的口腔傳染

E型肝炎和A型肝炎一樣，是生飲、生食被病毒污染的食物與飲水所致的經由口腔傳染的疾病。日本過去並無這種感染紀錄，但印度、尼泊爾、緬甸、印尼和中國等地區都曾有流行紀錄，也有一些日本民眾前往這些國家而罹患E型肝炎帶病回國，因此被稱為「輸入傳染病」。

E型肝炎的E來自於enteric（腸內的）與epidemic（流行性）的字首，是熱帶與亞熱帶國家洪水後常流行的疾病。一九五五年印度首都德里飲水污染，導致伴隨黃疸的E型肝炎大流行，六週內多達三萬人遭受感染。

懷孕後期的女性也可能罹患猛爆性肝炎

E型肝炎有六週左右的潛伏期，因此很難追蹤、確認感染源是哪些飲水與食品。

潛伏期過後患者會出現與A型肝炎非常類似、伴隨著發燒與黃疸的急性肝炎症狀，但不會慢性化。大部分情況只要一個月就可產生HEV抗體而痊癒。

小知識

「輸入傳染病」是什麼樣的疾病？

所謂「輸入傳染病」，是指民眾在海外遭受感染，回國後才發病的傳染病。現代社會交通發達，出國的人愈來愈多，而且可能在遭受感染的病毒潛伏期間跑了很多地區或國家，輸入傳染病因此成為愈來愈嚴重的問題。

最典型的輸入傳染病是瘧疾。歐洲人因為和高危險感染地帶非洲的交流密切，經常罹患這種疾病。日本近

E型肝炎的特徵是青少年與成人感染率較高，小兒感染率較低（A型則小兒感染率較高），而且比其他病毒性肝炎更容易演變成猛爆性肝炎。特別是懷孕後期的女性感染E型肝炎，更容易變成猛爆性肝炎，死亡率高達二〇%，必須注意。

治療方法和A型肝炎相同，除非爆發猛爆性肝炎，否則最重要的是靜養。目前並無有效預防方法，前往好發地區與國家時應避免生飲生食。

日本過去曾有民眾生食鹿肉與山豬肉而感染E型肝炎，二〇〇四年更有醫學報告指出，某些民眾食用豬肉內臟而集體感染。

D型肝炎與E型肝炎的特徵

	D型肝炎	E型肝炎
原因	血液感染 同時也感染B型肝炎病毒，或者B型肝炎帶原者感染這種病毒。	口腔傳染 生飲生食而遭受感染。
好發地帶	澳大利亞、中東、非洲、地中海沿岸、南美亞馬遜河流域。	尼泊爾、印度、中國、緬甸、印尼等地區。
症狀	與B型肝炎相同。但和只有B型肝炎患者相比，更容易重症化。	懷孕後期的女性容易轉為猛爆性肝炎。 不會慢性化。

年來平均每年出現超過一百個這種病例。

歐洲地區住在機場附近的民眾，有時會被飛機帶來的蚊蟲叮咬而感染瘧疾，稱為「機場型瘧疾」，和「輸入型瘧疾」不同。進口寵物與各種動物也可能成為傳染病的原因。因此防範走私輸入細菌與病毒，是刻不容緩的問題。

過去日本曾有學生前往尼泊爾旅行，回國後E型肝炎發作。病毒潛伏期間曾與該學生合住的數名友人，一個月後也紛紛E型肝炎發病。

Q E型肝炎真的是吃肉才會感染嗎？

A 周遭有人吃肉就是感染來源

二○○四年八月，六名消費者在北海道某燒肉店食用豬肝後集體感染E型肝炎。其中一人猛爆性肝炎發作而死亡，另一人在不知道自己已經感染的情況下捐血，引起輸血感染。這是日本首度一般流通食品導致E型肝炎集體感染，引起社會普遍重視。

E型肝炎肝炎這種人畜共通的傳染病，到目前為止只出現過食用鹿肉與野豬造成的感染病例，醫學界無法確認具體感染途徑為何。對此日本有關當局投注相當多人力物力，試圖了解集體感染背後的原因，以及E型肝炎的感染途徑。

A 吃肉前請充分加熱

豬隻多半出生後不久就會感染E型肝炎，不過，等到至少半年後的出貨期，血液內部的病毒都已消滅。換言之，一般市售豬肉安全無虞。但豬肝可能還會殘存一些E型肝炎病毒，所以過去曾經傳出市售豬肝驗出這種病毒的報告。E型肝炎病毒不耐熱，充分加熱就可加以消滅。為了防範感染，應避免生

小知識

日本近來與E型肝炎有關的事件

二○○二年七月，日本出現第一例非「輸入傳染病」E型肝炎的病例，患者罹病的原因引起各界諸多猜測與爭議。最後在養豬場豬隻身上發現了E型肝炎病毒。然後確認污染源沒有擴散，也沒有更多人感染，事件才平息。

二○○三年一月，日本出現第一例E型肝炎輸血感染，輸血用血液篩檢機制因此受到重視。同年夏天兵庫

食豬肉，豬內臟的燒烤也最好避免。

A型肝炎目前已經有疫苗，E型肝炎疫苗則還在開發中，這是眾多開發中國家E型肝炎患者最期待的醫學發展。

主要的肝炎自覺症狀

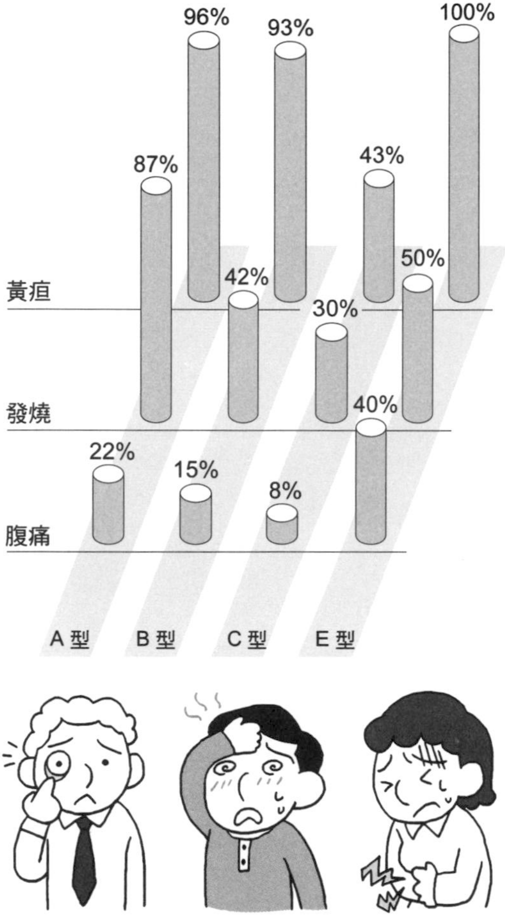

（Purcell P. H.，1988／清澤研道，1994）

縣發生生食鹿肉導致的E型肝炎集體發病事件，並且傳出生食山豬豬肝的致死病例。事情發生後，有關單位調查市售食用肉發現，北海道市售的豬肝有二%驗出E型肝炎病毒。

二〇〇四年六月，長崎縣傳出十一人生食山豬肉集體感染事件。之後，野生山豬肝臟血液驗出E型肝炎病毒，生食野生動物肉類的危險性再度得到確認。

非A～非E型肝炎是什麼樣的疾病？

肝炎病毒分類會隨時代改變

肝炎病毒過去除了A、B、C、D、E五種類型，還有G型與TT型，合計共七種類型。但後來研究發現，許多人即使感染G型與TT型，肝炎也不會發作，所以目前已經不將G型與TT型列入肝炎病毒分類。

G型肝炎

G型肝炎是一九九五年美國首度發現的肝炎。感染者多半是血液透析患者與血友病患者，感染途徑一般認為是輸血等醫療行為。

在日本捐血者都得事先進行G型肝炎病毒篩檢，結果發現每一百人約有一人感染這種病毒。G型肝炎病毒的構造和C型肝炎病毒非常類似，即使急性肝炎已經發病，自覺症狀還是很輕，不會有黃疸現象。因為GOT、GPT值上升有限，所以通常當事人不會察覺。G型肝炎的治療方法與C型肝炎相同。

TT型肝炎

這是一九九七年首度在日本發現的肝炎病毒，並且根據患者姓名的英文字

小知識

愛滋病毒也會導致肝炎嗎？

愛滋病（後天性免疫不全症候群）顧名思義，乃是愛滋病毒（HIV）導致免疫功能不全的疾病。

罹患愛滋病的人，體內淋巴球被HIV破壞，所以即使健康時完全不會影響人體的黴菌與細菌，也可能造成患者嚴重感染症。

雖然目前醫學上尚未證實HIV本身會造成肝功能障礙，但愛滋病患約七〇到九〇％呈現肝功能異常狀況。一般認為可能是免疫功

首命名。後來研究卻發現，日本約八到九人就有一人屬於TT型肝炎陽性反應。TT型肝炎很容易從急性肝炎轉變成猛爆性肝炎，其傳染途徑有經口感染與血液感染兩種。TT型急性肝炎即使痊癒，部分患者仍會產生慢性肝功能病變。醫學報告顯示猛爆性肝炎的患者若病因不是A型到G型肝炎病毒，近半數是罹患TT型肝炎。TT型肝炎患者容易重複感染C型肝炎，治療方法以實施干擾素治療為主。

G 型與 TT 型肝炎目前不納入肝炎病毒分類

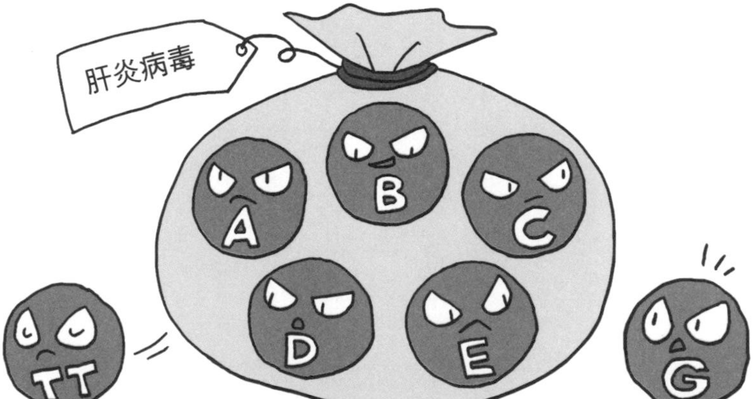

能不全，導致身體無法防範會造成肝功能障礙的病毒危害。

容易讓愛滋病患者產生肝炎的病毒是巨細胞病毒、單純皰疹病毒、B型肝炎病毒和C型肝炎病毒等。愛滋病患感染B型肝炎與C型肝炎病毒特別容易帶原化，必須注意。

接吻也會傳染肝炎，這是真的嗎？

EB病毒會經由接吻傳染

即便不是肝炎病毒，幾乎所有病毒感染都會造成一過性的肝功能病變，其中EB病毒是一種容易經由接吻傳染的肝炎病毒。

許多人幼兒期感染EB病毒，但絕大多數都沒有產生症狀就痊癒。以日本為例，成年人有九五%以上屬於EB病毒（EBV）抗體陽性，因此這種病毒不會對人體造成嚴重傷害。不過，如果成人之後才第一次感染，經過二到三週的病毒潛伏期，患者可能連續兩週發燒三十八度以上，而且有強烈頭痛、身體疼痛、全身倦怠與淋巴結腫脹等類似感冒的症狀，稱為「傳染性單核症」。這種患者九○%會產生黃疸，並出現GOT和GPT值上升的肝炎。

EB病毒主要經由唾液感染，經常在高中生與大學生之間流行，因此又被稱為kissing disease（接吻病）。

治療方法最重要的是靜養，通常六週內就可痊癒，肝功能不會受到嚴重傷害。

小知識

避免成為猛爆性肝炎的重要注意事項

急性肝炎發病的患者常有肝細胞被嚴重破壞的狀況，且進一步惡化成猛爆性肝炎。急性肝炎發病後八週內，若凝血酶原時間（參照第150頁）剩下不到四○%，而且有II度以上的肝性腦症（參照第128頁），多半會被診斷為猛爆性肝炎。

猛爆性肝炎患者必須在加護病房進行全身管理。猛爆性肝炎發病十天內若出現肝性腦症，就是所謂的「急

EB 病毒的特徵

EB 病毒主要經由唾液感染或經口感染。

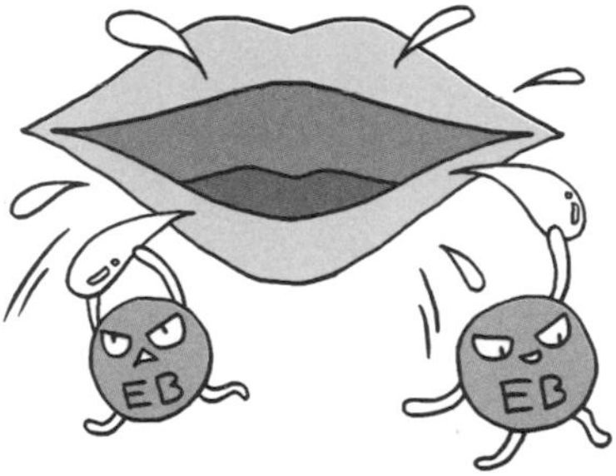

經常在大學生間出現流行，「傳染性單核症」因此又被稱為「kissing disease（接吻病）」。

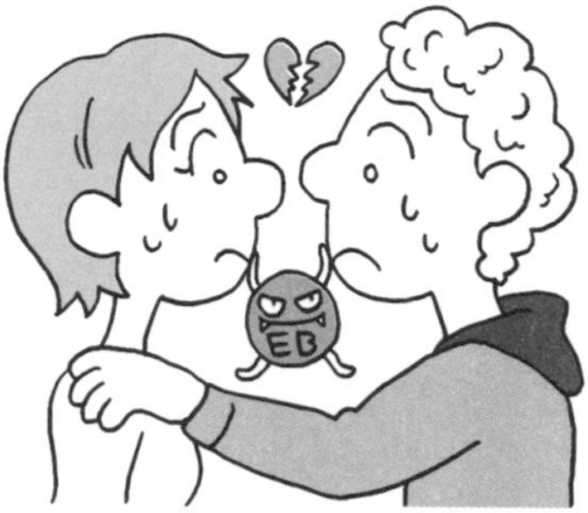

二到三週潛伏期過後，多半會連續兩週發燒三十八度以上，伴隨喉嚨強烈疼痛等症狀。

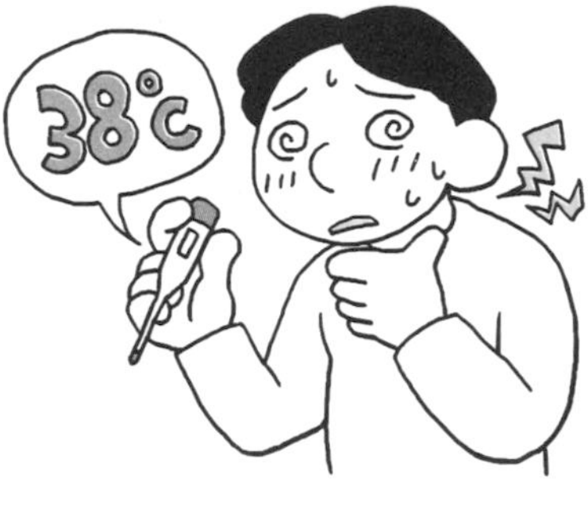

肝臟功能不太會明顯受損，只要靜靜休養就可以痊癒。

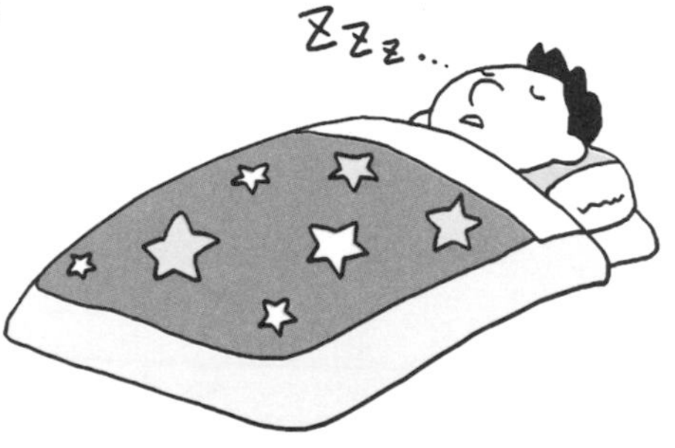

性型」；肝性腦症是第十一天之後才出現，則是「亞急性型」。急性型的存活率只有三〇％，亞急性型的存活率更低到只有十五％。如再度發病，即便全力救治，仍有三分之二以上的死亡機率。

　會演變成為猛爆性肝炎的急性肝炎患者，據估計只有一％，為什麼每百人中只有這一個人會猛爆性肝炎化，很遺憾醫學上還無法充分解釋。目前唯一能防範猛爆性肝炎的方法，就是避免罹患急性肝炎。

Q 其他還有什麼病毒性肝炎？

不只肝炎病毒，幾乎所有病毒感染都會引起一過性肝功能病變。因此急性肝炎發病的患者，也有必要懷疑是否感染這些病毒。

A 巨細胞病毒

這是一種病毒感染症，容易在母親胎內或乳幼兒期感染。患者約六〇到七〇％能在輕微發病的情況下痊癒，但也有少數形成慢性肝炎。成年人感染這種疾病幾乎都是性交所致，其症狀與傳染性單核症非常類似。有時也會慢性化，或者重症化導致其他臟器受損。

A 單純疱疹病毒

疱疹病毒是許多新生兒容易罹患的疾病之一，症狀不嚴重但有些會重症化導致肝臟等器官受損。疱疹病毒中包括容易造成口唇疱疹的ＨＳＶ-1，以及容易造成性器疱疹的ＨＳＶ-2，都容易導致患者罹患肝炎。日本成年人八〇％以上有疱疹病毒抗體，但有時還是會復發，必須注意。

A 德國痲疹病毒

德國痲疹是會出現發疹的孩童感染

小知識

各種肝炎預防接種

Ｂ型肝炎可以接種ＨＢ疫苗。這種疫苗能在體內形成ＨＢｓ抗體，達到防範感染的作用，因此稱為「主動免疫」。

Ｂ型肝炎疫苗另外還有ＨＢＩＧ。這是採集ＨＢｓ抗體者血液特別做成的丙種球蛋白製劑，正式的名稱是「高效價ＨＢｓ人體免疫球蛋白（ＨＢＩＧ）」，可以預防Ｂ型肝炎母子感染，以及Ｂ型肝炎病毒污染事故所導致的感染，稱為「被動免症。大多數患者都能在輕微症狀的情況下痊癒，但如果是母親胎內就已感染，可能造成小兒肝硬化。所以懷孕女性必須防範這種疾病。若是成人才罹患德國麻疹，八〇%會出現輕微肝功能病變。

巨細胞病毒、單純疱疹以及德國麻疹等病毒性感染症，若沒有出現黃疸，常被誤以為是感冒，許多人進行血液檢查才知道肝功能已經受損。雖然多半不很嚴重就可痊癒，但也有的演變成慢性肝炎。因此若發現肝功能異常，必須接受專科醫師診治徹底進行治療。

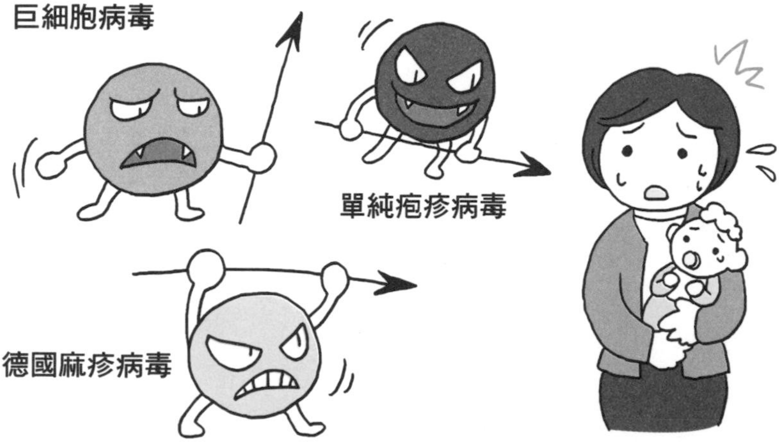

疫」。

至於C型肝炎，目前還沒有預防疫苗。C型肝炎最重要的預防方法就是避免感染，或者徹底切斷、排除感染源。

A型肝炎有HA疫苗，事先接種可避免感染。

D型肝炎預防方面，可使用和B型肝炎相同的疫苗。

E型肝炎疫苗目前還在開發中。

Q 如何才能避免將病毒性肝炎傳染給周遭的人？

A B型肝炎帶原者必須避免傳染給周遭的人

病毒性肝炎中會經由血液與體液感染的是B型、C型與D型，傳染力特別強的B型與D型肝炎帶原者應注意避免傳染給周遭的人。

首先是夫婦之間的感染，有些新婚夫婦蜜月旅行回來，就因為感染了另一半的B型肝炎而發病，醫學上稱為「蜜月感染」。感染B型肝炎的患者不必恐慌，若配偶是帶原者，沒有抗體的人最好立刻接種B型肝炎疫苗。

即將分娩的懷孕女性，最好在醫師指示下進行B型肝炎檢查，e抗原陽性或e抗體陽性，在進行預防母子間感染的工作時，將導致不同的做法，因此必須由醫師進行診斷。

A 如何預防血液感染肝炎病毒

一般而言，家庭日常生活不會造成B型肝炎與C型肝炎傳染，但若家中有這兩種肝炎的帶原者，還是必須注意如下事項：

(1)患者絕不可亂吐痰、擤鼻涕，附著患者血液與分泌物的物品，用衛生紙包起來丟掉或沖進馬桶。(2)外傷、流鼻

小知識

預防B型肝炎母子感染不可或缺的疫苗注射

一九八六年開始，日本實施「B型肝炎病毒母子感染預防法」，規定e抗原陽性母親生下的嬰兒，為了預防垂直感染，須實施HBs抗體免疫球蛋白注射，並且接種HB疫苗。經由這些措施有效的預防，之後出生的嬰兒九〇%以上都沒有成為B型肝炎帶原者，效果非常良好。

這些預防接種由各級政府負擔費用，但只有母親為

血或者罹患皮膚炎時，最好自己處理，過程中必須避免讓家人接觸到自己的血液與分泌物。⑶指甲剪與牙刷等日常用品必須個人專用，不可借給別人使用。⑷不可讓乳幼兒吃沾過自己唾液的食物。⑸上過廁所之後用流水把手洗乾淨。

健康的人在日常生活中如何避免遭受病毒血液感染，注意事項如下：

⑴不與他人共用牙刷與剪刀，避免血液感染。⑵必須接觸他人的血液時，先帶上塑膠手套。⑶不注射非法藥劑（興奮劑、麻藥等）。⑷進行刺青或穿耳洞時，使用清潔的器具。⑸與不認識的人發生性行為時使用保險套。

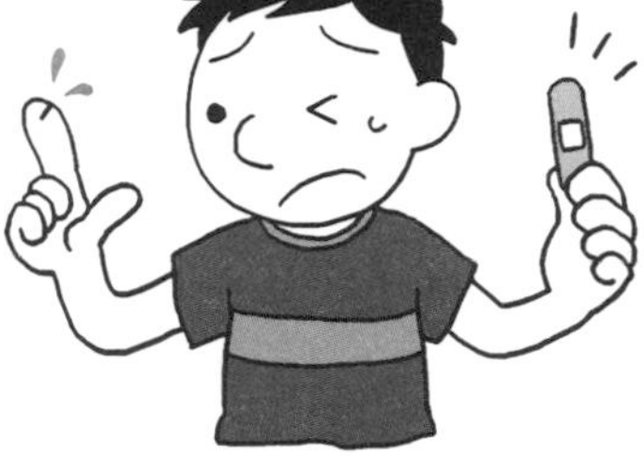

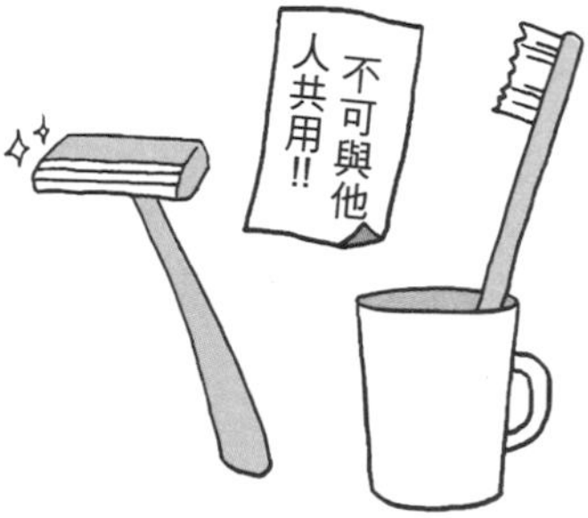

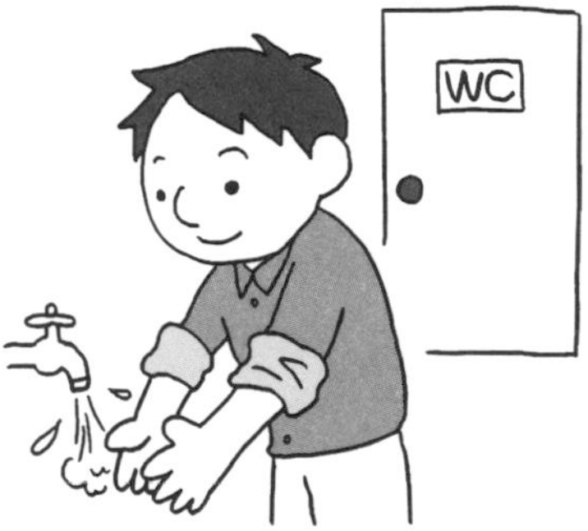

e抗原陽性的幼兒才可免費接種。不過，即使母親為e抗原陰性，只要e抗體為陽性或抗體價很弱，幼兒仍容易遭受感染（一到三%），此時即使必須自費，民眾也應盡可能讓幼兒接受疫苗接種。

此外，父親或同居的家人若有人為e抗原陽性，剛出生的嬰兒可能感染B型肝炎，預防之道還是接種疫苗。

Q 感染性肝病變是什麼樣的疾病？

A 細菌或寄生蟲也可能導致肝功能病變

會傷害肝病的病原體不只病毒，包括瘧疾、梅毒、結核病、威氏症（黃疸出血性螺旋體病）、肝膿瘍、日本住血吸蟲症、肝吸蟲症以及包蟲症等，也都可能造成肝功能受損。

其中寄生蟲群聚肝臟導致的疾病不少，日本方面，由於政府努力消除光釘螺，目前國內已經不見日本住血吸蟲症。

另外，生吃鯉魚等淡水魚容易導致肝吸蟲症。不過，雖然感染率高，但寄生蟲數目很少，絕大多數人肝功能仍能維持正常。

A 造成肝臟產生膿汁累積的肝膿瘍

肝膿瘍是肝臟產生膿包的疾病。種類方面有細菌導致的化膿性肝膿瘍，以及阿米巴等最下等原蟲所導致的阿米巴性肝膿瘍。

化膿性肝膿瘍若因膽結石導致膽汁鬱滯，可能會使大腸菌從腸道回流進入膽道而形成膽道炎，進一步感染肝臟。

阿米巴性肝膿瘍方面，在東南亞地

小知識

肝囊腫與肝膿瘍是不同的疾病嗎？

肝膿瘍是肝臟出現許多膿汁的疾病；肝囊腫則是肝臟形成袋狀物質，裡面包著分泌液，當事人沒有自覺症狀，肝功能也不會因此受損。

肝囊腫容易利用超音波發現，許多人天生有這種疾病，所以不必特別進行治療。有時會同時出現腎囊腫，造成身體病變。若出現巨大腎囊腫，當事人應限制食鹽攝取量，並且適度服用區生食容易罹患這種疾病，只要用超音波檢查就可立刻發現症狀。所以若當事人出現原因不明的發燒，應立刻進行相關檢查。

罹患肝膿瘍的人會有惡寒、發抖等現象，而且右上腹部疼痛、食慾不振、體重減輕，觸診就可感覺肝臟肥大；驗血則會發現白血球明顯增加。

治療方式是服用抗生素，殺死細菌。除此之外，有的醫師會將細管插入肝臟以排出化膿。

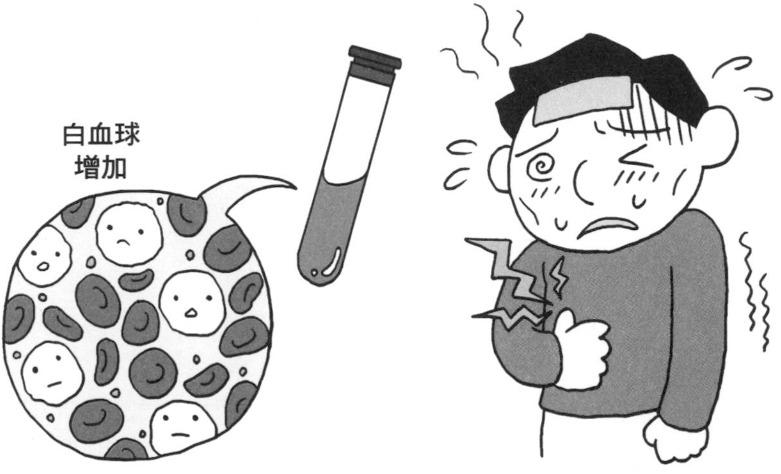

降壓利尿劑。

少數情況是寄生蟲（包蟲）住在肝臟裡面形成肝囊腫。包蟲導致的肝囊腫又稱包蟲症，日本四國與北海道禮文島一帶常見類似的病例。

對於經口感染寄生蟲而引起的肝囊腫，若能確定肝臟出問題的部位，根治之道就是將有囊腫的部分肝臟切除。

Q 藥劑性肝障礙是什麼樣的疾病？

A 必須立刻找出造成問題的藥劑是什麼

肝臟負責人體內部代謝藥劑與解毒，若服用某藥劑後一個月內因該藥劑而出現肝功能障礙，便是藥劑性肝障礙。

主要類型有引起肝細胞病變、症狀與病毒性急性肝炎類似的「肝炎型」；和引起嚴重黃疸的「膽汁鬱滯型」；以及兩者兼有的「混合型」。

二〇〇五年日本出現許多因使用痛風治療藥劑造成猛爆性肝炎的病例，許多患者因此死亡。可見藥劑使用不當，會造成肝臟重大傷害。因此肝功能惡化者必須注意是否用藥不當，接受診斷時應詳細告訴醫師服藥狀況。

藥劑性肝功能障礙和酒精性肝障礙一樣，只要遠離病因通常可以很快恢復，兩個月內就可以痊癒。

A 藥劑中毒性與藥劑過敏性

根據藥劑性肝功能障礙發病的機制，主要可區分為藥劑中毒性與藥劑過敏性兩種。

藥劑中毒性肝功能障礙是藥物傷害肝臟所引起的疾病，這類藥劑服用過量

小知識

非服藥不可時的注意事項

罹患慢性肝炎等肝臟疾病療養中的病人，最好避免市售頭痛藥或感冒藥。特別是有過敏體質的人，若過去曾因服藥而產生副作用，則不論服用任何藥劑，都應事先請教主治醫師。

常服藥的人會出現肝臟藥物代謝酵素活性化的現象，容易因此產生藥劑性肝功能障礙。藥劑性肝功能障礙多半是因為過敏性肝功能障礙，肝臟疾病的藥劑也不例外。臨床上有病例指出，

任何人都會使肝臟受損，因此若必須服用這種藥物，醫師應告知病人副作用的問題。以感冒藥為例，若能遵守使用量限制，基本上不會有問題。

藥劑過敏性肝功能障礙則是有些人因為體質特殊，不論服用哪種藥物都會產生過敏性肝功能障礙。有時即使少量藥劑也會因過敏而嚴重傷害肝臟功能。常服用安眠藥、頭痛藥、抗生物質以及飲酒量大的人，容易出現藥劑過敏，必須注意。

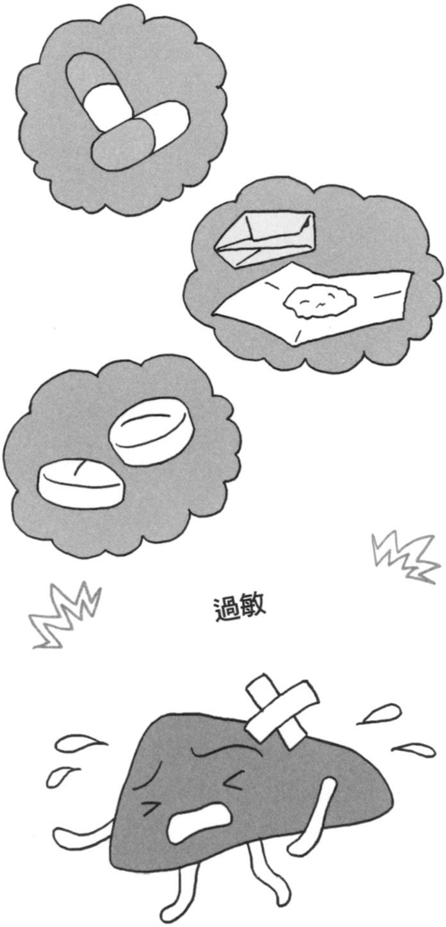

肝病藥劑反而造成過敏性肝功能障礙。

所以醫師開處方藥之際，必須事先了解患者肝功能數值的變動狀況。患者本人更應避免在沒有醫師同意情況下連續服用市售藥劑。

許多人感冒習慣直接到藥房買藥服用，但市售感冒藥只是對症療法的藥劑，無法排除病毒。所以除非上呼吸道感染，否則一般感冒只要充分休息即可痊癒，感冒藥只有在症狀惡化、難過時再服用。

Q 如何有效擬定輸血肝炎感染的預防對策？

A 容易輸血感染的B型肝炎與C型肝炎

B型肝炎與C型肝炎容易因血液而感染，所以許多人因輸血或使用血液製劑而感染。不過，一九八九年十一月，日本紅十字會血液中心針對C型肝炎，領先全球推出HCV抗體檢查，輸血後C型肝炎發生率立刻從之前的八・七%驟降為二%。一九九二年二月開始，實施精密度更高的檢查，從此幾乎不再出現輸血導致C型肝炎的病例。台灣於一九九二年起實施捐血C型肝炎篩檢，亦有相同的成效。日本於一九九九年十月起，更全面引進核酸增幅檢查，更進一步確保血液安全性。

另一方面，日本厚生勞働省為了解輸血是否會造成使用者感染C型肝炎，要求醫療機構在一定期間（半年左右）內進行追蹤。接受過輸血醫療的人，最好接受這種確認檢查。

A 輸血現在已經變得很安全，然而……

針對B型肝炎，除了早期的篩檢（B型肝炎表面抗原檢查、HBc抗體檢查）之外，一九九九年十月起，日本

小知識

為了驗血而捐血，是不對的做法

日本紅十字會血液中心很早就建立制度，捐血者的血液必須進行C型肝炎病毒檢查，若發現屬於高效價陽性（血液中含有大量病毒），可以在對方要求下通知其檢驗結果，協助捐血者進行健康管理。

此外，二〇〇二年四月之後，呈現中效價與低效價陽性捐血者的血液，也進一步利用核酸增幅檢查判定是否含HCV-RNA，並在

全面引進核酸增幅檢查，進一步提高血液安全性。但之後還是出現少數因輸血導致B型肝炎的病例（每年約六到八例），可見輸血造成B型肝炎感染的問題並未根絕。

主要是因為B型肝炎罹患者初期階段只存在極少量的病毒，核酸增幅檢查驗不出來。一般認為，就是這種「空窗期」進行捐血的血液成為感染源。此外，血液中含有極少量病毒的「非定型帶原者」，其所捐獻的血液同樣是感染來源。

輸血感染的病例持續減少之中

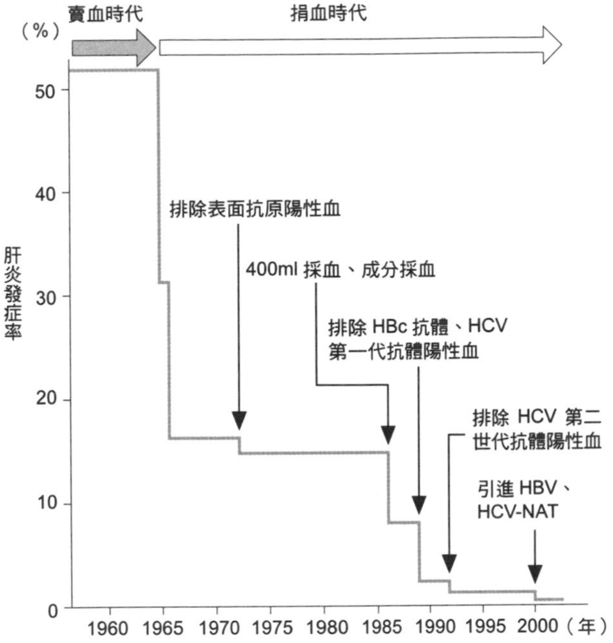

捐血者希望了解的前提下，通知對方檢查結果。

目前日本紅十字會血液中心不只針對捐血者的血液調查其是否罹患C型肝炎，包括B型肝炎、愛滋病毒，甚至於透過血液感染的各種疾病，都在篩檢範圍內，以期徹底避免輸血感染。

不過，偶爾還是會出現輸血感染問題。因此，日本厚生勞働省與紅十字會血液中心呼籲民眾，懷疑自己可能感染病毒的人，應避免進行捐血，更不可為了進行B型肝炎、C型肝炎與愛滋病檢查而捐血。

Q 代謝障礙性肝病變是什麼樣的疾病？

鐵沉積導致的血色素症（血色病）

從肝臟開始，胰臟與心臟有鐵沉積的人，可能罹患血色素症。患者大多是遺傳體質所致，但也有人因為腸道吸收過多的鐵質而導致這種疾病。比如有人數度接受輸血或者大量飲酒（特別是紅酒）而發病。

肝臟也是負責代謝鐵與銅等重金屬的化學工廠，但若金屬量太多來不及處理，就會連工廠也被破壞。被診斷出罹患血色素症的患者，必須服藥排出體內的鐵，或者進行瀉血療法。

血色素症是男性較常見的疾病，多半是四十歲以後才發病。因為血色沉著使皮膚變黑，手指關節變形，有時還會併發肝硬化與糖尿病，少數患者更因此提高了肝癌發病率。與遺傳有關的原發性血色素症，在台灣則相當少見。

銅沉著導致的威爾遜病

威爾遜病又稱為「肝豆狀核變性症」，乃是銅過度沉積肝臟或腦部所導致的疾病。十歲以下的患者常出現脂肪肝與肝硬化的現象，症狀急劇出現的急性型目前並無有效的治療方法。一般認

小知識

血色素症患者以男性居多

血色素症這種疾病，男性患者約為女性的十倍。主要原因是女性有月經，容易失去大量鐵質，因此不容易罹患鐵質過剩的血色素症。

女性反而比較常出現缺鐵性貧血。因此每日所需鐵質的攝取量，成年男性只要十毫克，成年女性卻必須提高到十二毫克。

古代歐洲有一種民俗療法，讓鐵質缺乏症患者飲用摻入鐵釘的紅葡萄酒。事實上紅葡萄酒原本就含有大量

為這種疾病是遺傳性體質所致。但也有人推測，原因可能是患者本身無法合成會在血中和銅結合的蛋白質。症狀緩慢惡化的慢性型威爾遜病，只要服藥排出體內的銅，患者會很快康復。

貧血治療與血色素症

1

有的人因為貧血而接受鐵劑注射，肝臟卻因此不舒服。

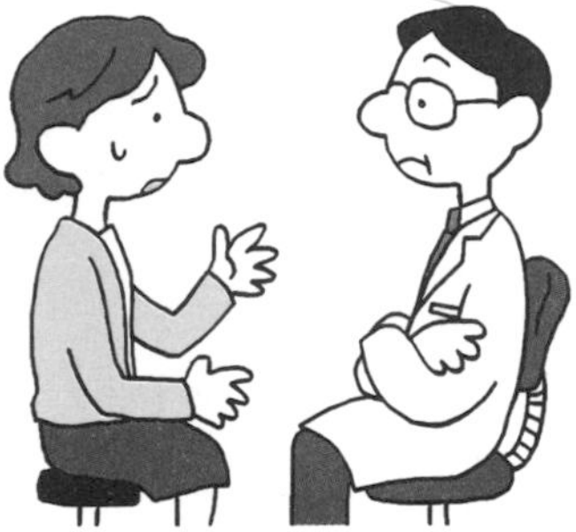

2

紅血球之所以呈現紅色，乃是因為血紅蛋白之中含有血紅素這種色素。血紅素的材料是血紅素鐵，所以對身體增加鐵質供應，可以提高血紅素的合成效率，解決貧血的問題。

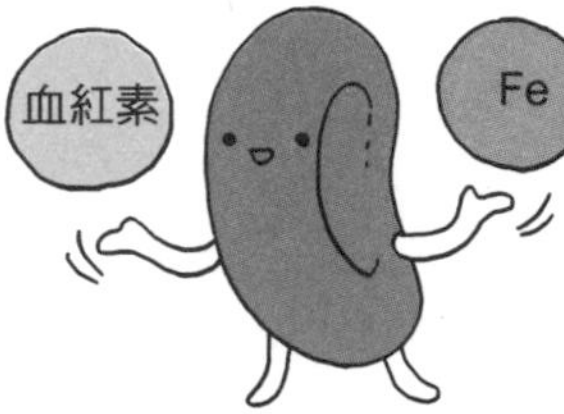

3

但但若造血功能下降，所補充的鐵質無法成為血紅蛋白，便會堆積在肝臟。

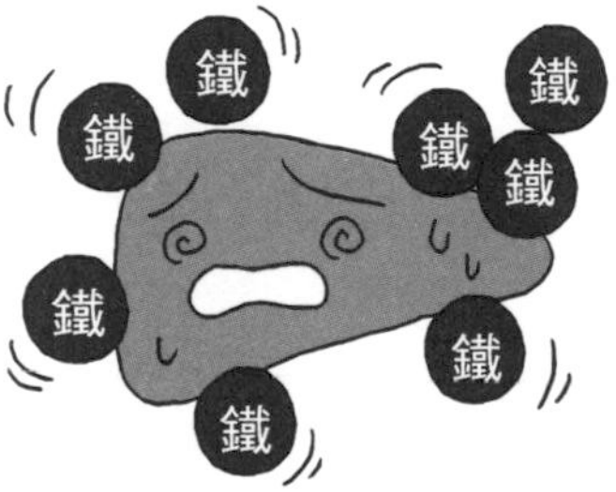

鐵質，紅葡萄酒（七百五十毫升）所含鐵質，有的高達四・五毫克。

這幾乎已經是男性一日所需量的一半。所以每日暢飲紅葡萄酒的男性，容易罹患血色素症。

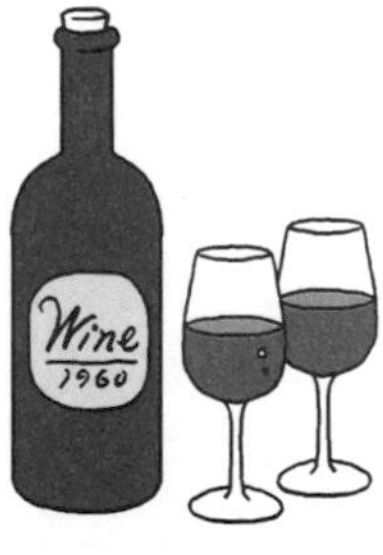

Q 自體免疫性肝功能障礙是什麼樣的情況？

A 自體免疫性肝障礙

人體先天免疫功能可以排除病毒等異物以保護身體，這種功能失常，就會連形成肝細胞與膽管的蛋白質都被視為異物而受到破壞，因此出現自體免疫性肝功能障礙。這種疾病常出現在歐美，日本過去只有數個百分比的慢性肝炎患者有這種現象，但近來似乎比例不斷增加。

自體免疫性肝障礙的一大特徵是患者多半是中高年女性，其中超過七〇%四十歲之後才發病，所以中高年慢性肝功能障礙者，若抗核抗體（ＡＮＡ）為陽性、γ-球蛋白數值很高而且非病毒感染，就可能罹患這種疾病。

此外，肝臟快速纖維化也是自體免疫性肝功能障礙的特徵之一。通常發現時已有十到二〇%的患者肝硬化，而且有些人已肝硬化還是無自覺症狀。治療方法方面通常使用屬於類固醇（副腎皮質荷爾蒙）藥劑的「波尼松龍」（**prednisolone**），患者應一面防範骨骼疏鬆症等副作用，長期少量服用這種藥劑。

A 原發性膽性肝硬化

小知識

自我抗體是什麼？

所謂抗體就是體內出現異物（抗原）蛋白質時，人體內部會產生用來排除這些蛋白質的物質。然而罹患自體免疫性肝功能障礙的人，就連正常肝細胞與膽管上皮細胞核所含的蛋白質，也會被視為異物而形成抗體。這就是自我抗體。比如，自體免疫性肝功能障礙患者的血液，約九五%可驗出針對肝細胞核蛋白質形成的抗核抗體。原發性膽性肝硬化患者，血液幾乎都可驗出抗線這是負責收集肝細胞所製造膽汁的小葉間膽管持續發炎，致使肝臟內部產生慢性膽汁鬱滯的疾病，這種狀態持續一久患者就會肝硬化。常見於中高年女性，特徵是患者身上幾乎都可找到抗線粒體抗體，這種抗體存在血液中，若這種抗體呈陽性，代表已罹患原發性膽汁性肝硬化。若膽汁流動狀況惡化，會出現皮膚搔癢，這多半是患者最早的自覺症狀，繼續惡化則會出現黃疸等肝功能障礙症狀。臨床上常讓患者服用膽石症常用的內服藥熊去氧膽酸，多半能改善症狀，停止服藥則會再度惡化。另外，和原發性膽性肝硬化症狀相同，但抗線粒體抗體為陰性的是「自體免疫性膽管炎」，通常以免疫抑制藥來治療。

自體免疫性肝障礙的治療方法

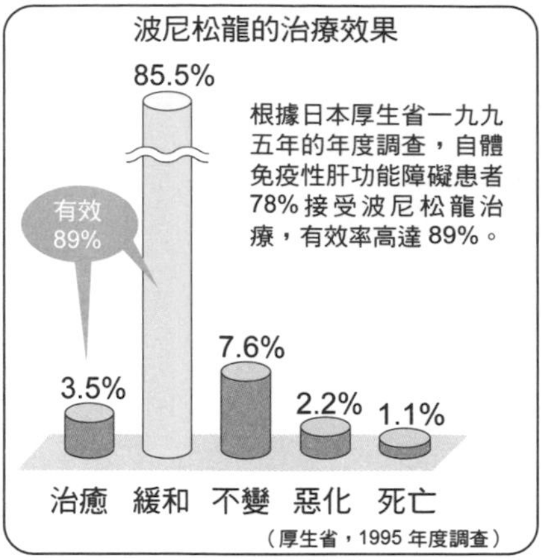

波尼松龍的治療效果

根據日本厚生省一九九五年的年度調查，自體免疫性肝功能障礙患者78%接受波尼松龍治療，有效率高達89%。

（厚生省，1995年度調查）

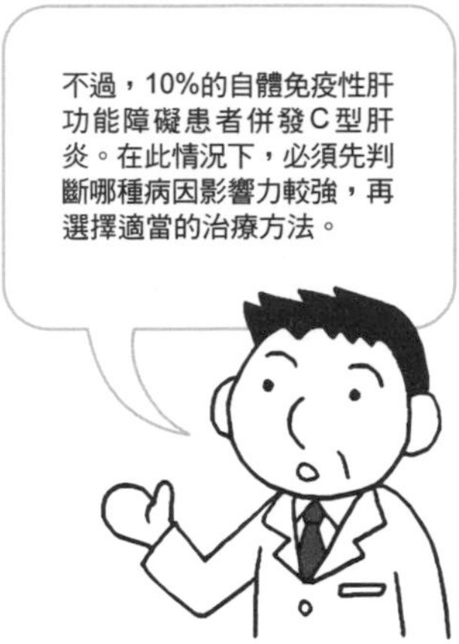
不過，10%的自體免疫性肝功能障礙患者併發C型肝炎。在此情況下，必須先判斷哪種病因影響力較強，再選擇適當的治療方法。

粒體抗體。

自體抗體呈現陽性的人，通常GOT、GPT與γ-球蛋白的數值很高。若是肝炎病毒指標為陰性，則應進行肝臟生理切片檢查，以確定是否為自體免疫性肝功能障礙。

Q 什麼人易患非酒精性脂肪性肝炎（NASH）？

A 主因為肥胖的歐美型脂肪肝 近年來逐漸增加

一九八〇年美國首度發現非酒精性脂肪性肝炎。病患平常不喝酒，卻出現與酒精性肝功能障礙極類似、肝臟組織產生變化的脂肪肝，稱為NASH。

這種疾病一開始不被注意，九〇年代中期才開始受到重視。主要原因是美國人肥胖者非常多，容易罹患糖尿病，據說成年人中三%為NASH患者，日本這類患者也正急速增加。

NASH並非單純脂肪肝，患者同時會有肝細胞纖維化的現象，演變成肝硬化的機率非常高。一般脂肪肝只有一%左右會形成肝硬化，NASH肝硬化機率據估多出十倍，罹患肝癌的危險性大幅提高。而且一般血液檢查不容易發現這種疾病，因此必須實施名為CRP的炎症反應檢查（C反應蛋白檢查）或者肝臟生理切片檢查。

A 容易導致肝硬化，所以必須注意

NASH之所以發病，主要也是因為脂肪肝容易造成胰島素抵抗性、氧化壓力和炎症性免疫球蛋白（生理活性物

小知識

NASH的診斷基準與身體質量指數

至於一般性的脂肪肝與NASH如何區分，以下是日本某醫科大學採用的診斷基準。

①酒精攝取量每日二十公克（罐裝啤酒一瓶，日本酒二十六C.C.）以下者；②GPT值比GOT值高，而且持續半年以上呈現異常值；③沒有病毒等其他因素導致肝臟功能病變。

具備以上三種條件、有脂肪肝且出現肝臟纖維化與

質之一）等。單純脂肪肝患者，和罹患ＮＡＳＨ的人沒有明顯差異，但發炎導致肝細胞反覆破壞與再生就容易使肝臟纖維化，必須提早治療才可防範肝硬化。治療方法主要有實施可減肥的低卡路里均衡營養飲食、攝取具有抗氧化作用的維生素Ｅ，服用肝庇護藥或以胰島素抵抗性改善藥實施藥物療法，再搭配瀉血療法等，複合進行治療。脂肪肝沒有自覺症狀，許多人認為這只是「肥胖後遺症」而忽略問題的嚴重性，這也是ＮＡＳＨ危險之處。

NASH 的肝細胞

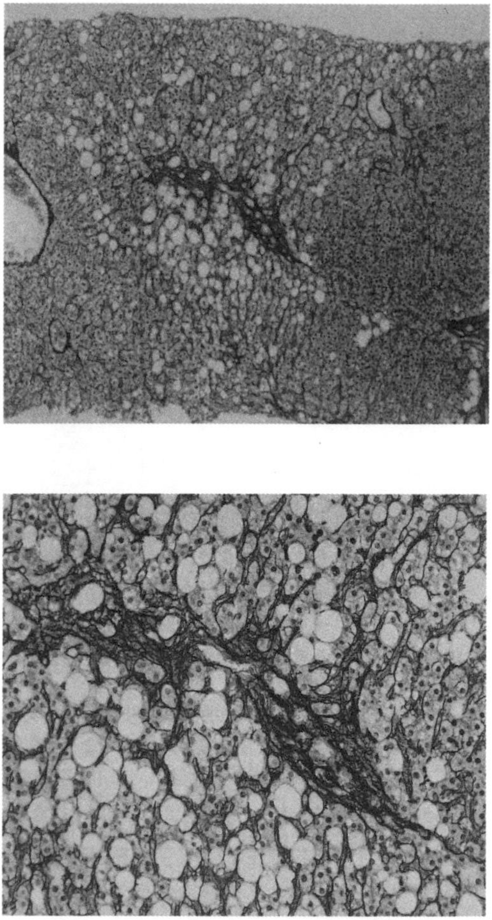

利用肝臟生理切片檢查可發現大顆粒脂肪（照片上）與中心靜脈周圍纖維化（照片下）的狀況。

發炎症狀的人就是ＮＡＳＨ患者。ＮＡＳＨ為生活習慣病，肥胖者容易形成脂肪肝，平常不妨以ＢＭＩ（身體質量指數）確認自己是否過胖（理想值為二十二）。

BMI 的計算方式

BMI ＝體重（kg）÷身高（m）÷身高（m）
BMI 25 以上 …………………… 肥胖
18.5 以上 25 以下 ……… 普通
18.5 以下…………………… 偏瘦
標準體重（kg）＝身高（m）×身高（m）×22

Q 酒精是否一定會對肝臟造成不良影響？

A 單單酒精不會那麼容易造成肝硬化……

歐美肝硬化患者病因多半是攝取酒精過量，日本肝硬化患者則多半是肝炎病毒所致。早期日本酒精性肝硬化患者占全部肝硬化患者的三〇%以上，但最近研究顯示，過去被認為是酒精性肝硬化的患者，其實半數為C型肝炎肝硬化。

若把症狀輕微的酒精性肝硬化患者算進來，日本酒精性肝功能障礙的患者多達三百萬人，占全國人口二%之多。其中嚴重肝硬化的估計有五萬人，雖然比HCV抗體測定方法推出之前減少，但數目仍然可觀。

肝臟負責進行各種代謝活動，酒精進入體內之後，通常是肝臟優先處理的對象。加上處理酒精相當費時，所以每日飲酒毫無間斷的人，肝臟容易受損，經常酗酒的人肝臟一定會出問題。

A 飲酒有所節制最重要

飲酒與肝功能病變的關係早就是醫學界議論焦點，因為有些人日飲一升酒沒事，有些人飲酒量不大卻罹患肝硬化。醫學界因此有一段時期懷疑，可能

小知識

C型肝炎帶原者應避免飲酒

下一頁圖所顯示的是，肝硬化患者五年觀察期間出現肝癌的比例。

若把肝硬化患者分為三類，也就是①完全不喝酒卻感染C型肝炎病毒者；②平常嗜酒，且感染C型肝炎者；③有酗酒習慣，卻未感染肝炎病毒。

分別調查這三類人士的癌症發病率，結果分別是：①二八%，②四四%，③五%。由此可知，感染C型肝炎病毒的人，最好節制酒精

還有其他更重要的原因導致肝硬化，亦即真正元兇是好飲者偏食以及營養不良。

但根據動物實驗顯示，在營養均衡的情況下，攝取大量酒精的動物還是會出現肝功能病變，可見酒精確實會直接對肝臟造成不良的影響。當然體質因素與營養攝取狀況也有密切關係，因此肝功能受損可能是這些因素綜合發酵的結果。

與酒精有關的肝功能障礙，除非已經是重症，否則只要禁酒就可痊癒。若持續飲酒，症狀就無法改善。要避免酒精性肝障礙，最重要的就是節制飲酒。

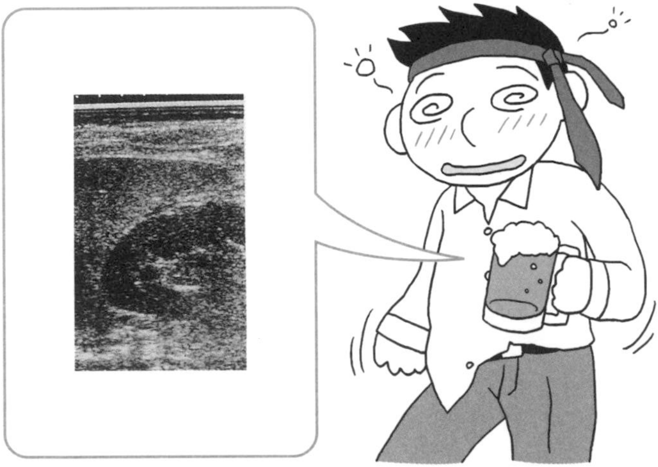

的攝取。

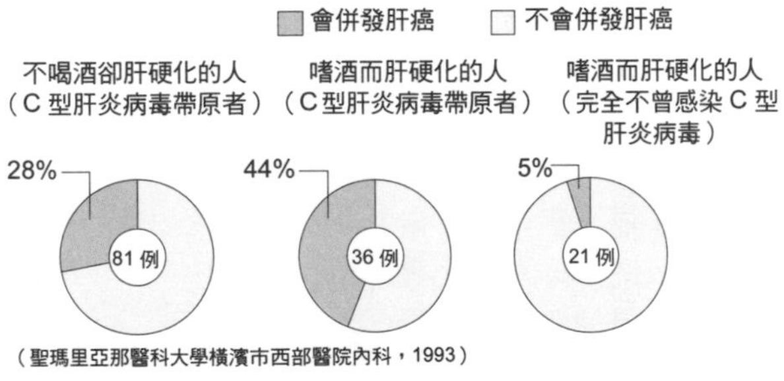

（聖瑪里亞那醫科大學橫濱市西部醫院內科，1993）

酒精性肝障礙會有什麼樣的演變過程？

酒精性脂肪肝

過度飲酒的人肝臟功能會受到損害，且中性脂肪累積致使肝臟呈現肥大化的狀態。患者幾乎不會有自覺症狀，偶爾會有全身痠痛、倦怠感、食慾不振與腹部脹滿的感覺。此時用手指按壓右肋骨下方，就可觸摸到肥大化的肝臟，壓下去會有點痛。進行肝臟生理切片檢查會發現肝細胞內有名為「脂肪滴」的中性脂肪粒，這種脂肪化的肝細胞比例若超過三〇%，就會被診斷為酒精性脂肪肝。

酒精性肝炎

平常就嗜酒的人在宴會等場合拚酒，可能就會出現急性肝功能病變。實施肝臟生理切片檢查會發現壞死的肝細胞被白血球包圍，殘存的肝細胞上面出現許多名為「馬洛里體」（mallory body）的球狀物。進行觸診可觸摸到腫大的肝臟，患者會有疼痛感。主要症狀包括黃疸、嘔吐、全身痠痛、腹痛和下痢等，反覆出現這些症狀，漸漸就會變成酒精性肝硬化。

小知識

酒精性肝纖維症是什麼？

一般認為，酒精性肝硬化乃是酒精性肝炎惡化的結果。不過，日本民眾嗜酒情況不像歐美那麼嚴重，酒精性肝炎並不多見。那麼日本民眾為何還是會出現酒精性肝硬化患者？

要回答這個問題，得先了解乙醛對肝臟所造成的纖維化作用。

酒精分解後形成的乙醛會刺激肝細胞產生更多膠原蛋白，並使肝臟纖維化，對肝臟有不良影響。若持續飲

酒精性肝硬化

長年飲酒導致的肝功能障礙，肝細胞因為連續受到破壞與變質，肝臟纖維化會持續進行，最後整個肝臟會變硬變小，置之不理肝臟就會失去功能。

不同程度的飲酒會呈現不同數值，日飲清酒一百三十C.C.以上，十年後罹患這種疾病的機率為二〇%，十五年之後超過五〇%。此外，女性荷爾蒙與血中酒精消失的速度有關。一般而言，女性出現肝功能病變的速度比男性快。若已經肝硬化，纖維化了的肝臟就無法復原。不過，酒精性肝硬化和病毒性肝硬化不同，若能戒酒並且適度接受治療，還是可以很長壽。

酒精性肝功能病變的經過

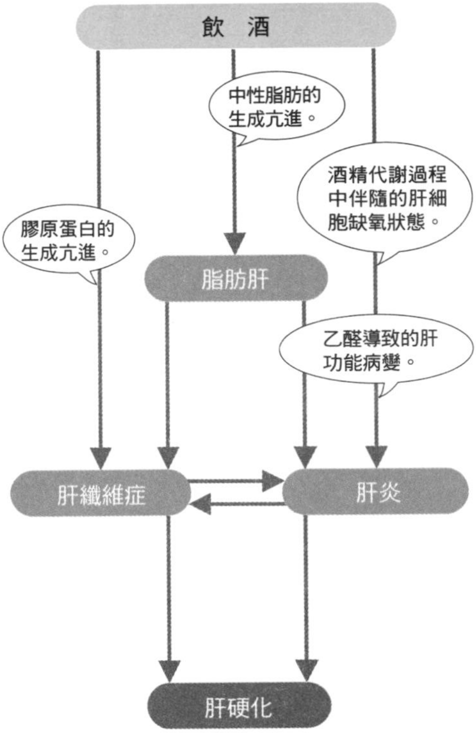

酒，在乙醛作用下，肝細胞即使沒有壞死，也會嚴重纖維化。

像這樣肝細胞並未壞死也沒有脂肪化卻出現肝臟纖維化的狀態，稱為酒精性肝纖維症。

日本民眾罹患酒精性肝炎的人不多，所以這種酒精性肝纖維症常被認為是酒精性肝硬化的前驅病變，臨床上給予獨立的診斷名稱。

Q 罹患脂肪肝的人只要改善生活習慣就可以痊癒嗎？

A 脂肪肝的三大原因

肝臟內部累積過多中性脂肪導致肝功能受損的狀態，就是脂肪肝。健康的人肝臟都會某種程度蓄積脂肪，但中性脂肪超過肝細胞的三〇％，就是病態的脂肪肝。一直到十年前，脂肪肝都不被認為是嚴重的疾病。然而臨床上有許多脂肪肝患者演變成肝硬化與肝癌，所以近來脂肪肝也被認為是危險的疾病之一。

導致脂肪肝的主要原因是：肥胖、過度攝取酒精以及糖尿病。肥胖導致的脂肪肝，主要是攝取過多卡路里、全身皮下組織累積過多中性脂肪，肝臟也同樣堆積太多脂肪。若能持續限制飲食的卡路里量（中年男性一千六百到一千八百卡），就可解除肥胖讓肝臟恢復輕盈。據估肥胖者約半數有脂肪肝的問題，所以飲食生活必須小心注意。適度運動也可提高治療效果。

A 排除原因就可讓肝臟輕鬆愉快

要治療酒精導致的脂肪肝必須禁酒；糖尿病導致的脂肪肝則必須實施飲

小知識

糖尿病與脂肪肝的關係相當密切

造成脂肪肝的主要原因是肥胖、過度攝取酒精與糖尿病。這三大原因有個共通點，那就是當事人攝取過多營養以及營養偏差，才會導致脂肪肝。

就糖尿病的角度觀察可以發現，糖尿病患者約半數有脂肪肝問題。根據日本厚生勞働省調查，日本成年人可能高達七分之一有糖尿病，其半數也就是成年人每十四人有一人，可能已經罹食療法與運動療法，必要時還得配合藥物控制。只要排除致病原因，脂肪肝就可明顯改善。少數情況是某些意外原因也會導致脂肪肝，必須注意：

●荷爾蒙的影響

甲狀腺、副腎、性腺等分泌異常及注射副腎皮質荷爾蒙導致的脂肪肝。

●藥物中毒

使用磷、三氯甲烷等抗生物質，導致藥物中毒引發的脂肪肝。

●缺氧症

有心臟病、重症貧血者容易出現類似狀況。

●代謝異常

雷氏症候群（Reye's syndrome）、先天性脂質代謝異常等。

●妊娠性脂肪肝

懷孕末期出現類似猛爆性肝炎的劇烈症狀。

脂肪肝的超音波影像

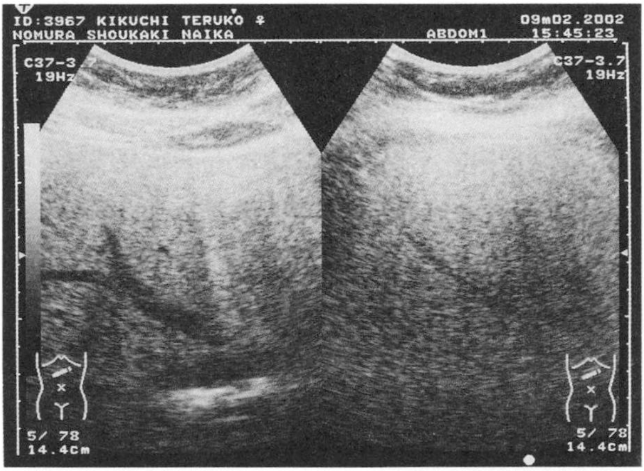

患脂肪肝。

糖尿病容易伴隨荷爾蒙異常，脂肪肝有時也會因為甲狀腺、腦下垂體、副腎和性腺等荷爾蒙分泌異常而發病。兩者顯然會相互影響。

此外，高血糖值狀態持續一久，多餘的血糖會在皮下組織形成中性脂肪，然後運到肝臟貯存，使得脂肪肝問題更加惡化。要改善脂肪肝，就必須切斷這樣的惡性循環。

Q 很瘦的人為什麼會罹患脂肪肝？

錯誤的減肥與節食也可能造成脂肪肝

令人意外的是脂肪肝的患者，約有三成並非肥胖體質。由此可見，並不是瘦的人就不必擔心脂肪肝。和過食導致的肥胖相反，極度低卡路里與飢餓狀態持續一久也會導致脂肪肝。發展中國家許多人因為營養不足而出現脂肪肝，日本這方面問題主要原因是減肥與節食。

肝細胞裡的中性脂肪和蛋白質結合後會被送入血液。若蛋白質攝取量極度減少，這些中性脂肪無法被送到血液就會堆積在肝臟。早期醫學界都不了解，為什麼消瘦的人也會罹患脂肪肝，後來才發現，可能是身體自我防禦機能發揮作用，在食物不足情況下，將全身脂肪集中在肝臟保存。目前已經確認，這項問題的主要原因是蛋白質攝取不足。可見正常攝食非常重要。

適當的飲食與運動也是關鍵

總之過食與偏食都會讓肝臟累積過多脂肪，脂肪肝無自覺症狀，很多人一發現就已經接近肝硬化。為免症狀惡化，當事人應適度改善飲食生活等習慣。飲食必須注意的是在適量卡路里範

小知識

根據肝臟處理能力，判斷酒精適度攝取量

日本某研究機構調查，發現每日飲酒一百六十公克的人，五年內四分之三的人會出現肝功能病變。在持續十五年之後，一百人之中只有四人肝臟能正常，過半數的人會出現肝硬化。由此可見，不會造成肝功能病變的飲酒最高限度是，每日不超過八十公克。為了萬全起見，最好將飲酒量設定在六十公克以下。從肝臟的酒精處理能力觀察，同樣可以得

圍內，盡量攝取魚、肉、豆腐等優質蛋白質、維生素與礦物質。此外，不妨減少米、麵等碳水化合物、奶油、牛油等不飽和脂肪酸以及砂糖等醣類的攝取。

藉運動消耗多餘的熱量，也有不錯效果，不過，最好是等肝功能稍微恢復正常再實施運動療法。不可一開始就進行馬拉松等劇烈運動，而應從運動量較小的做起，逐步增量。不要期待有特效藥，改善脂肪肝最重要的是生活正常化。

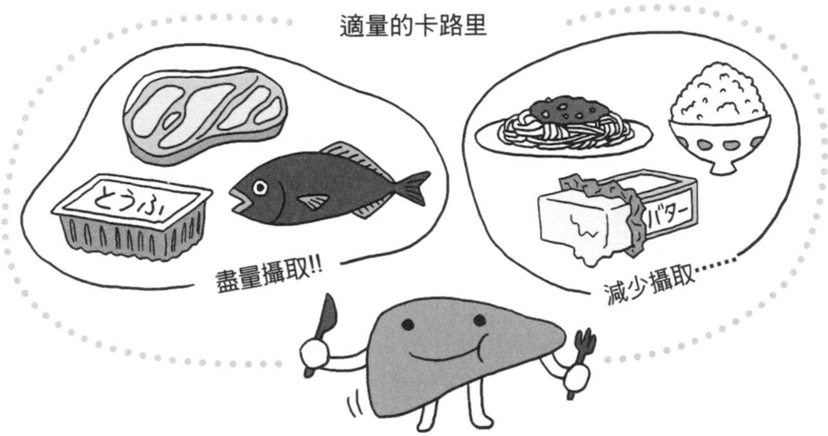

到相同的答案。

每人肝臟處理酒精的能力可能差距很大，一般肝臟分解一百八十毫升的清酒，大約需要四小時。換言之，若以睡眠時間八小時計算，晚上入睡前頂多只能喝三百六十毫升的清酒。

換算成啤酒大約是大瓶兩瓶，威士忌則是兩杯，若攝取更多酒精，就會超過肝臟一個晚上的處理能力。為了避免肝功能受損，最好還是避免飲酒過度。

急性肝炎真的只靠安靜休息就可治癒嗎？

急性肝炎是什麼樣的疾病？

肝組織發炎雖然症狀一時惡化，但只要在六個月內痊癒，便可稱為「急性肝炎」。酒精性肝炎與藥劑性肝炎也會出現類似症狀。但一般而言，所謂急性肝炎通常指病毒性肝炎。原因是急性肝炎絕大多是A型肝炎病毒導致的急性A型肝炎，其次則是B型與C型。

其自覺症狀主要是出現類似感冒的食慾不振、倦怠感、嘔吐、下痢和腹痛等，有時也會產生黃疸。因為肝細胞突然被破壞，所以GOT、GPT值明顯上升，此時就得進行肝炎病毒檢查以確認肝炎種類。

若是A型肝炎，基本的治療就是必須安靜休養並且實施營養補給。因為不會慢性化，所以通常不需更多治療工作。但若是B型與C型，除了靜養並充分補給營養、提高肝功能外，還必須針對病因進行治療。急性肝炎若能在發病初期適度治療，幾個月後便可痊癒。不過，也有少數情況演變成猛爆性肝炎。所以病患應避免過勞，遵照醫囑進行治療。

小知識

急性肝炎患者嚴重者必須立刻入院治療

急性肝炎嚴重者最好入院安靜接受點滴營養補給，點滴營養療法主要是讓食慾不振或者因為嘔吐等狀況無法充分進食的患者維持基本體力。而且靜養時血液可以更充分流向肝臟，達到抑制發炎、修復肝細胞的作用。

不過，急性肝炎很少猛爆化，所以也有醫師認為，病人只要在家裡靜養即可。

當然在家裡也可以安靜地進行營養補給，但入院還

A 急性肝炎患者飲食療法非常重要

急性肝炎沒有特效藥。最重要是靜養並充分補給營養。其中飲食療法對於提高肝功能有關鍵性效果。飲食療法最重要的是「高蛋白質・高維生素・適度卡路里」。早期肝病患者飲食療法的主要內容是「高蛋白質・高卡路里」。近來，國人經常攝取過量的卡路里，因此限制適度的卡路里也很重要。另外，急性肝炎罹病初期，患者容易食慾不振和嘔吐，此時不妨在菜單與菜色上下點功夫以提高食慾。不過，若患者出現黃疸，代表消化液膽汁分泌不足、脂質吸收力降低，此時就應減少攝取脂肪。

急性肝炎、慢性肝炎與猛爆性肝炎的差異

急性肝炎

只有部分肝細胞感染病毒，肝炎發病之後病毒被排除，肝臟就可進行再生工作。

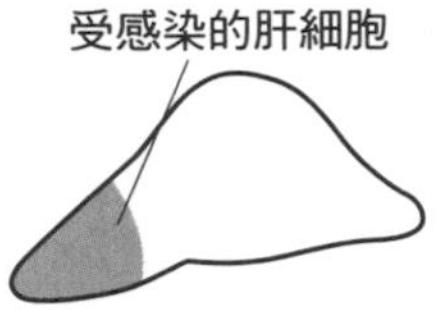

慢性肝炎

肝炎不充分發作，病毒無法完全排出體外，於是再生的肝細胞感染病毒，反覆出現肝細胞被破壞與再生的狀況。

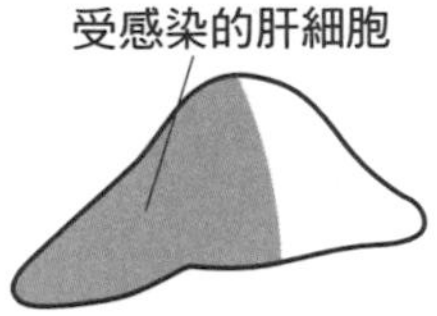

猛爆性肝炎

幾乎所有肝細胞都感染病毒，劇烈肝炎發病之下，所有肝細胞都可能一舉被破壞。

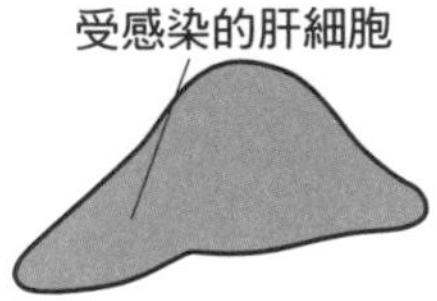

是比較安全。主要是萬一猛爆化或者慢性化，醫師可以在第一時間進行投藥等治療動作。

到底該在家治療還是入院，判斷標準應該是有無食慾、黃疸嚴不嚴重以及是否有出血傾向。

Q 肝臟功能惡化時，為什麼有時會出現意識障礙？

A 肝性腦症非常危險

急性肝炎重症化之後肝臟作業能力降低，容易導致大量的氨流入腦部。氨進入腦部後，中樞神經受到干擾，就會出現生理時鐘混亂、晝夜顛倒等名為「肝性腦症」的意識障礙。

肝性腦症發病者應立刻入院，接受治療。除了重症肝病之外，其發生原因多半是便祕導致腸內產生大量氨氣，醫師多半會為病人進行浣腸，並讓病人服用抑制氨氣產生的藥劑，或者施打支鏈胺基酸製劑「安命利補」（Aminoleban）點滴。

急性肝炎患者會突然覺得全身疲痛，黃疸更加明顯，生理時間混亂變成日夜顛倒，甚至不知道現在幾點、自己人在哪裡等，必須注意。繼續惡化可能變成肝性昏睡，得立刻處理。血液檢查會呈現凝血酶原時間不斷延長的狀況，因此有必要頻繁接受檢查。

A 對肝性腦症有效果的支鏈胺基酸療法

治療肝性腦症最有效果的做法就是支鏈胺基酸療法。出現重度肝功能障礙

小知識

肝衰竭是什麼樣的狀態？

肝功能明顯下降就會出現黃疸、腹水、肝性腦症（意識障礙）、消化道出血（食道靜脈曲張破裂）等症狀。這種狀態稱為「肝衰竭」，而肝性腦症是最重要特徵。因此歐美一般提到肝衰竭，就是指肝性腦症。

肝硬化三大死因為肝衰竭、食道靜脈曲張破裂與肝癌。

肝衰竭又可分為急性與慢性，急性肝衰竭由猛爆性肝炎引發。慢性肝衰竭由肝

的人，血液內部胺基酸模式會改變，芳香族胺基酸與蛋氨酸異常增加，支鏈胺基酸（BCAA）則明顯減少。

一九七六年學者費希爾（Fischer）等人製造出可改善血中胺基酸結構的胺基酸液，讓肝性腦症患者服用，患者很快就恢復意識。這也證明肝性腦症不只與氨有關，和胺基酸等物質也有密切關連。

因此治療這種疾病通常是讓病人進行BCAA點滴，以促進腦內神經傳遞物質模式正常化。BCAA輸液劑俗稱「費希爾液」，目前是肝性腦症治療非常常用的藥劑。此外，也有藥廠推出BCAA顆粒藥，患者在家服用也可發揮預防肝性腦症的效果。

肝性腦症所導致昏睡的分類

昏睡度	精神症狀	參考
I	睡眠與清醒的生理時鐘逆轉。（日夜感覺顛倒） 開朗的時候會突然心情低落。 生活失去自我管理能力，忘東忘西。	此時容易健忘，或者粗心大意。
II	搞不清楚現在幾點、自己人在哪裡。 拿錯別人的東西。 把錢亂丟，化妝品丟進垃圾箱等，出現各種異常行為。 即使白天也常常昏昏欲睡。（有人跟他打招呼就會醒過來，還能馬上講話）	沒有亢奮狀態。 沒有尿失禁。 不自主地發抖。
III	常常陷入亢奮狀態，或者講不知所云的話，莫名其妙地感到害怕。 呈現反抗的態度。 幾乎整天都在睡覺。 即使受到外來刺激打開眼睛，也無法遵照醫師指示做各種動作（只能回應非常簡單的命令）。	不自主地發抖。 幾乎完全搞不清楚今天幾號、現在幾點以及自己人在哪裡。
IV	昏睡（完全失去意識）。 對疼痛刺激仍有反應。	受刺激時會用手撥開刺激來源，並且露出皺眉頭的表情。
V	昏睡（完全失去意識）。 對於疼痛刺激完全沒有反應。	

硬化引發，又可細分為慢性再發型與末期型。末期型慢性肝衰竭患者，因為已經處於代償不全性肝硬化末期，幾乎已無法恢復健康。

慢性再發型肝衰竭患者，因門脈血液中的氨無法被解毒，而進入腦部，嚴重程度超過柴爾德B，就會出現這種類型的肝衰竭。

罹患慢性肝炎，是否代表肝臟已經壞掉？

新藥與新療法持續登場

慢性肝炎是一種即使體內淋巴球對聚集肝細胞的病毒發動攻擊，卻還是因為免疫力不足而無法加以排除的狀態。若能完全排除病毒，慢性肝炎就可痊癒。因此治療的首要目標就是排除病毒。急性肝炎不必用特效藥，但慢性肝炎有各種不錯的治療方法。

排除病毒的治療藥劑主要是抑制病毒增殖的「抗病毒藥」，以及強化免疫反應藉以排除病毒的「免疫調整藥」。

慢性B型肝炎藥劑主要包括：抗病毒作用的干擾素、肝安能（Lamivudine）、肝適能錠（Adefovir）和貝樂克（Entecavir）等；免疫調整藥則有胸腺素α1（Thymosin α1）等。也有人使用類固醇脫離療法（免疫活化療法）。

慢性C型肝炎則除了干擾素單獨療法之外，也有人合併使用抗病毒藥雷巴威林（Ribavirin）。

了解疾病的等級與目前階段非常重要

慢性肝炎是指肝臟發炎持續六個月

小知識

在什麼情況下慢性肝炎患者必須入院？

早期一般認為ＧＯＴ、ＧＰＴ超過三〇〇ＩＵ／Ｌ的人，就應該入院接受治療。不過，患者可能無法負擔常常入院的經濟與社會負擔，因此目前已經很少要求超過某檢驗數值的患者一定要入院。

基本上可能重症化的患者必須入院。比如症狀較重而且血清總膽紅素值超過三mg／dl或者眼白出現明顯黃疸的人，最好入院治療。此

等級與不同階段的分類

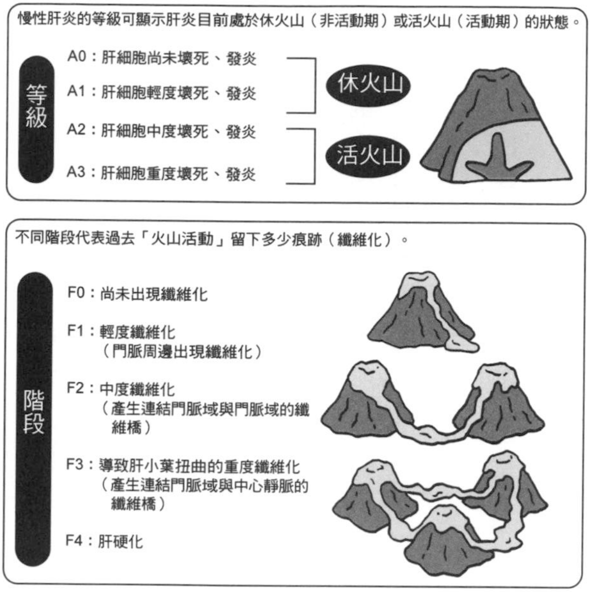
慢性肝炎的等級可顯示肝炎目前處於休火山（非活動期）或活火山（活動期）的狀態。
等級
A0：肝細胞尚未壞死、發炎
A1：肝細胞輕度壞死、發炎
A2：肝細胞中度壞死、發炎
A3：肝細胞重度壞死、發炎
休火山
活火山
不同階段代表過去「火山活動」留下多少痕跡（纖維化）。
階段
F0：尚未出現纖維化
F1：輕度纖維化（門脈周邊出現纖維化）
F2：中度纖維化（產生連結門脈域與門脈域的纖維橋）
F3：導致肝小葉扭曲的重度纖維化（產生連結門脈域與中心靜脈的纖維橋）
F4：肝硬化

以上的狀態。過去慢性肝炎常區分為活動期與非活動期，但近來根據肝細胞壞死與發炎嚴重程度分成四級。此外，也有人根據纖維化程度分成四個階段。

抗病毒藥劑主要是把「活火山」和「休火山」變成「死火山」的治療方式。即使無法達到目的，至少也可把「活火山」變成「休火山」。換言之，其效果主要是抑制病毒活動能力，使肝炎沉靜化。治療慢性肝炎必須針對疾病的等級與階段，選擇最恰當做法。

外，實施會產生重度副作用的療程，以及實施肝臟生理切片檢查、腹腔鏡檢查時，同樣得入院。當然慢性肝炎患者有時在家裡靜養就可以改善疾病症狀。曾被診斷罹患慢性肝炎的人，日常生活更必須小心維護身體健康，避免症狀惡化。除了做好生活和飲食管理，患者也應定期接受相關健康檢查。

Q 罹患慢性肝炎的人，日常生活有何必須注意的事項？

慢性肝炎最重要的是在家好好療養

慢性肝炎幾乎無法短期痊癒，患者必須有長期抗戰的心理準備，保持心情輕鬆、耐心面對這種疾病。日常生活中最重要的是保持安靜，避免亢奮或生氣。壞死肝細胞再生的條件是，肝臟必須充分獲得營養素。因此要讓血液更容易流入肝臟，最好的做法是保持正常作息，避免過勞。

若安靜橫躺時流進肝臟的血液為一百，站立時就只剩下八十到七十，站立且運動更會降到五十到二十。飯後劇烈運動容易讓血液集中胃腸，所以飯後最好躺下來休息一下。慢性肝炎或肝硬化患者在家療養，最好每天睡足七到八小時，每餐飯後躺下休息二十到三十分鐘。

飲食療法方面的重點是攝取足夠維生素。早期醫界多半建議慢性肝炎患者攝取高蛋白質食物，但現代人日常食物蛋白質含量不虞匱乏，反而高蛋白質食品多半卡路里過高，多吃可能變成脂肪肝，使慢性肝炎惡化。

患者工作（做家事）、運動和休閒活動時，應參考GOT、GPT值（左

小知識

如何才能避免慢性肝炎惡化

慢性肝炎常被稱為「寧靜殺手」，因為幾乎沒有症狀，所以容易被忽略而使疾病惡化。

常有患者認為慢性肝炎不可能根治而自暴自棄，飲食生活失去控制，也不按時服藥，但這是錯誤做法。

目前醫界已經開發出有效治療慢性肝炎的方法，藥物療法效果也愈來愈顯著。

除非慢性肝炎已經非常嚴重，否則遵照醫師指示驅除病毒，還是能讓身體恢復

圖表），做最佳選擇。換言之，並非慢性肝炎患者就必須整天躺在床上，適度

運動可以消除脂肪肝、提高免疫力，有助改善慢性肝炎症狀。

根據 GOT、GPT 值調整日常生活各種活動

GOT、GPT（IU／L）	300 ＜	100～300	50～100	＜ 50
工作（括弧內為家事）	上半天班等若干限制（每週二到三日請家事幫傭幫忙）	避免加班（一天七小時之內）	可以加班（沒有限制）	沒有限制
入浴	擦洗或淋浴	每週一到二日	每週三到四日	自由
運動・休閒娛樂	・讀書 ・看影片 ・打撲克牌	・散步（1.6 公里／時） ・打麻將 ・編織	・散步（3.2 公里／時） ・騎自行車（平地） ・打高爾夫球（搭乘高爾夫球車） ・打撞球 ・打保齡球	・散步（4.8 公里／時） ・騎自行車 ・打高爾夫球 ・游泳 ・羽毛球（雙打）

＊患者量力而為，視個人狀況調整。

相當程度的健康。

一般而言，最容易導致慢性肝炎惡化的情況是再次遭受他種病毒感染，這種情況下可能出現重症化現象。

Q 聽說肝病惡化會變成肝硬化，肝硬化有什麼危險性？

早期（代償期）發現與治療最重要

肝臟纖維化轉變成肝硬化，就很難恢復正常。不過，只要剩餘的肝細胞還能維持正常功能，在此「代償期」中，患者日常生活不會受到太大影響，有的人還能活到很長壽，當然這是肝硬化治療首要目標。

若肝硬化出現腹水、肝性腦症和食道靜脈曲張等併發症，就必須提早解決。過去這類併發症多半是進入「代償不全期」（其他正常肝臟細胞已經無法發揮代償作用）才發現，一半以上的患者五年不到就會死亡。

但現在許多肝硬化併發症能在代償期而且柴爾德A（參照第25頁）的階段就發現。所以即便是代償期患者，也應至少二到三個月回院複診一次，平常在家裡應確保安靜，實施正確的飲食療法。此外，若肝炎還在活動，應積極實施慢性肝炎治療，避免肝硬化。最重要還是早期發現、早期治療。如何早期發現肝硬化，血小板數目是不錯的參考指標。若血小板指數降到十萬個以下，可能已經肝硬化。

小知識

肝硬化患者的飲食療法

肝硬化患者實施飲食療法之際，代償期與代償不全期做法並不相同。

代償期患者即便有輕微黃疸，只要沒有腹水，還是可以和慢性肝炎一樣實施「高蛋白質・高維生素・適度卡路里」療法。特別是適度卡路里特別重要，肝硬化患者肝臟處理糖的能力下降，容易罹患糖尿病，應避免攝取過量卡路里。

另一方面，進入代償不全期的肝硬化患者，若出現

肝硬化的併發症

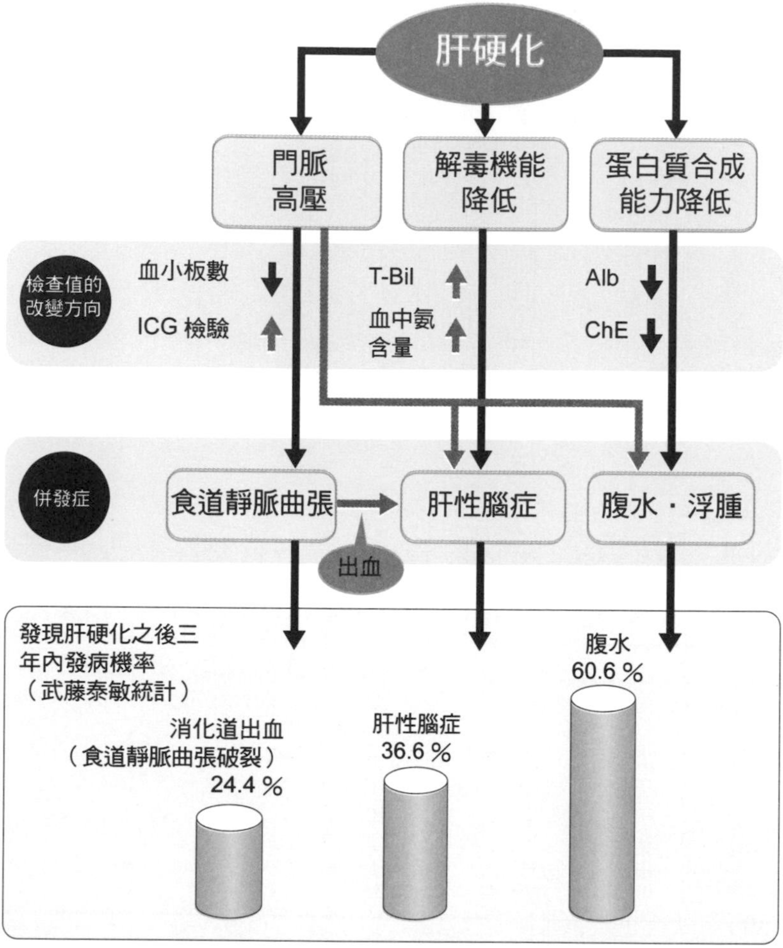

黃疸而全身痠痛、沒有食慾，應避免攝食脂肪與高蛋白質食物。等到症狀稍微減輕才少量漸進地補充蛋白質與脂肪食品。

若出現腹水的徵兆，每日食鹽不可超過五到七公克。總之肝硬化患者實施飲食療法，必須遵照醫師與營養師指示。

治療食道靜脈曲張，是否有什麼好方法？

肝病為何容易引起食道靜脈曲張？

肝硬化的人肝臟內部會產生無數結節阻礙血流，此時可能出現門脈壓阻或肝靜脈壓阻，肝硬化則是肝靜脈失去作用而產生壓阻，這是食道靜脈曲張產生主因。亦即無處可去的門脈血經由胃部靜脈而通過食道周圍與食道黏膜下方，流入頸部靜脈。在此過程中往食道黏膜下方擴張的血管就會產生瘤狀曲張，這便是食道靜脈曲張。食道是食物吞嚥必經場所，若隔開薄黏膜的地方產生靜脈瘤，血管破裂就容易造成大出血。

近來成果斐然的內視鏡治療日漸普及

食道靜脈曲張破裂的發病率雖然低於腹水等症狀，但罹患肝硬化的患者約有七〇%會出現食道靜脈曲張，占其中一半的酒精性肝硬化患者，和三分之一的病毒性肝硬化患者有出血與食道靜脈破裂的危險，必須注意。

利用內視鏡觀察產生靜脈曲張的食道內側，可以清楚看到靜脈曲張的情形。像蚯蚓或血豆那樣紅色腫脹的部位，通常就是靜脈曲張壓力特別高、容

小知識

萬一食道靜脈曲張破裂該怎麼辦？

食道靜脈曲張破裂容易造成大出血。這是肝硬化的三大死因之一，不過，很少患者會在救護車抵達之前死亡。

比較大的問題反而是，患者本人沒有注意到出血狀況，結果變成肝性腦症。其原因是血液中所含的蛋白質，容易在腸內產生氨氣，而氨氣則是造成肝性腦症的元兇。

因為食道靜脈曲張產生

會產生食道靜脈曲張的位置

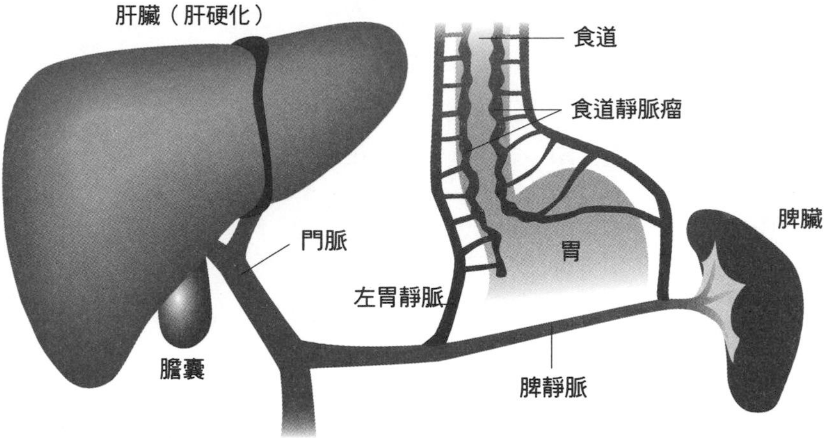

易破裂之處。

治療方法方面，以前只有手術一途。不過，近來由於內視鏡技術發達，已經有許多預防性的治療技術。比如利用內視鏡觀察患部，將藥劑注入靜脈曲張使之固化的「食道靜脈曲張硬化療法」（EIS）。此外，也可實施「食道靜脈曲張結紮術」（EVL），利用內視鏡尖端吸附靜脈曲張，然後以特殊橡皮圈針對靜脈曲張實施結紮手術。

的位置是食道，所以嚴重時會有吐血的現象。少數狀況是便血，或者大便因為食道靜脈曲張滲血而變成黑漆漆的瀝青狀。發現這種狀況就應立刻呼叫救護車，保持鎮定地就醫。

即使吐血，速度也不會像肺部咳血那麼快，應維持安靜呼吸，避免胸部上下震動過大。急救措施方面，在胸部上面放置冰塊，可發揮冷卻效果。

Q 出現腹水時，應如何治療？

A 腹水與浮腫的治療方法

肝硬化惡化，若連肝臟最後的預備能力都喪失，蛋白質合成機能就會下降，導致低白蛋白血症，呈現浮腫與腹水的現象。

腹水是最容易發病的肝硬化併發症，通常被診斷罹患肝硬化的患者，六〇%三年內會有腹水現象。若腹水輕微，只要保持安靜、每日食鹽攝取量控制在七公克以下，就可避免體內累積更多水分，逐漸恢復健康。

低白蛋白血症是血清蛋白減少所致，所以當事人會想攝取高蛋白質食品。只是高蛋白質食品進入腸內容易形成氨氣，引發肝性腦症，必須小心避免。這也是這種疾病難治之處。

低白蛋白血症惡化後，腹水不容易消失，有時必須住院注射白蛋白或利尿劑。但此時必須注意，利尿劑效果過強會造成循環全身的血液量減少，血液之中的氨濃度提高，惡化肝性腦症。要解決這項矛盾，必須實施支鏈胺基酸療法。

小知識

利用定期健康檢查與全身健康檢查早期發現

早期黃疸、腹水與脾腫是三種發現肝硬化的重要方法。換言之，除非已經嚴重到這種程度，否則肝硬化不容易被發現。

但近來檢驗方法日新月異，如前所述，各種影像掃描與血液檢驗機制已經相當完備，所以肝硬化患者絕對能夠早期發現、早期治療。就肝硬化治療的方法而言，一九六〇年代診斷出罹患肝硬化的患者，五年後的存活

利用支鏈胺基酸實施營養療法

支鏈胺基酸（BCAA）是人體不可或缺的必需胺基酸集團。這種藥劑已經做成容易吞食的顆粒藥（BCAA顆粒藥），患者在家也可常常服用。

BCAA顆粒藥是肝性腦症的專門治療劑，因為可改善低白蛋白血症，因此也有預防腹水的效果。若只靠飲食無法改善腹水症狀，就有必要實施改善胺基酸比例的「營養療法」。

過去嚴重的腹水患者只能實施腹水穿刺（將注射針刺入腹部，吸出腹水）或者腹水濃縮再注入（取出的腹水去除水分再注入體內）等療法，但效果不佳且非常痛苦。由此可見，肝臟疾病相關

治療方法已經有非常大的進步。

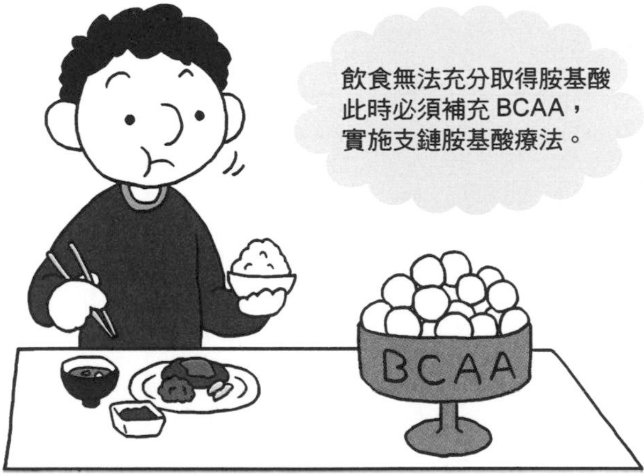
飲食無法充分取得胺基酸
此時必須補充 BCAA，
實施支鏈胺基酸療法。
BCAA

率只有四〇%左右，現在則高達八五%，全壽而終的患者愈來愈多。

肝硬化的併發症，比如肝衰竭、食道靜脈曲張破裂導致的死亡病例也愈來愈少。肝癌的治療方法也有明顯進步，有些肝癌患者能活很久。

換言之，肝硬化已經不是不易治療的疾病，只要當事人保持良好的生活習慣，定期接受健康檢查，並遵照醫師指示進行各種預防與治療，應該可以相當程度保持健康。

Q 肝病患者大多在什麼情況下變成癌？

從B型肝炎（HBV）惡化為肝癌的過程

日本肝癌患者致病原因非常清楚，超過九○%以上是B型肝炎病毒（HBV）與C型肝炎病毒（HCV）所致。可以說所有癌症之中，肝癌是最能清楚掌握病因的。

癌症的起因是正常細胞產生變異後繼續增殖。正常細胞癌化的最初過程一般稱為「初發」（initiation），也就是細胞內部遺傳基因陸續出現變異。

以HBV為例，肝炎病毒潛伏進入肝細胞後持續增殖，感染時間拉長，就會有部分病毒遺傳基因植入肝細胞的遺傳基因之中。因此即便慢性B型肝炎患者，也可能在已經完成血清轉換的情況下罹患肝癌。

慢性B型肝炎與肝硬化患者，必須定期接受血液檢查與腫瘤指標調查。在台灣肝硬化或e抗原陽性患者應至少每三個月檢查次，e抗體陽性者至少每六個月一次。尤其是年過四十的男性，或親人有肝癌病史者。

有些肝臟部位超音波檢查不容易看清楚，為了謹慎起見，至少每年應接受一次電腦斷層掃描。

小知識

「根據科學研究擬定的肝癌診療準則」

二○○四年，日本肝癌研究學會發表「根據科學研究擬定的肝癌診療準則」。這是累積眾多醫療機構治療肝癌病患的經驗，並且收集全球相關論文加以分析、評估的成果，具體為病患指出選擇治療方法的方向。

這項準則之中，根據肝功能病變的嚴重程度將肝癌分為A到C三個等級，不同病期（等級）癌症患者能選擇的治療方法，又根據有效

C型肝炎病毒（HCV）演變成肝癌的過程

只有很少數的HCV患者，會從慢性肝炎初期突然變成肝癌發病。其發癌率接近肝硬化，而且肝硬化愈久的人發癌機率愈高，遠高於HBV。經診斷罹患C型肝硬化後，五年發癌率為二〇%，十年為五〇%，十五年為七〇%，肝癌再發機率一向都很高。

C型肝炎特別是肝硬化患者比B型肝炎患者更需早期發現，而且GOT、GPT值須控制在六〇IU／L以下。若GOT、GPT值高於八〇IU／L，代表發癌危險性非常高。

生活注意事項方面，當然必須節制飲酒。不論酒精性肝功能障礙還是輸血罹患慢性C型肝炎惡化導致的肝硬化患者，據統計嗜酒者比不喝酒的人提早十年致癌。所以B型肝炎患者應節制飲酒。同理，吸菸的B型肝炎患者致癌率是不吸菸者的一・五倍。

肝癌手術後存活率

（日本肝癌研究會，1988－1999，肝癌追蹤調查）

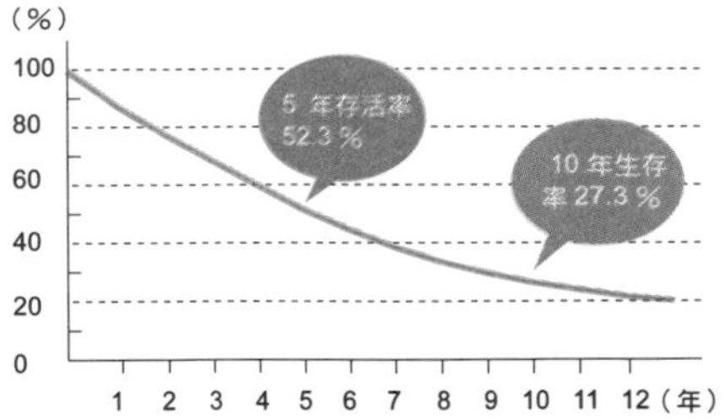

一般而言，各種癌症術後超過五年的存活率都差不多。不過，C型肝炎導致肝癌的患者，即便手術還是容易產生新的癌症，因此五年之後的存活率更低。

程度分為A（推薦）到D（不推薦）四種。

依照這項準則，肝功能仍十分正常的人，推薦選擇肝臟切除手術；肝功能低落以及肝癌數目眾多者，推薦實施局部與栓塞療法。

肝癌治療方法中的手術療法屬於外科，局部療法屬於內科，栓塞術屬於內科與放射線科。因為科別不同，進行選擇之際必須和相關醫師商量，才能做出最好的決定。

Q 可根治肝癌的最佳手術方法是什麼？

A 在「保持肝臟功能」的前提下肝癌部分不妨加以切除

正常肝臟即使切除七〇%，還是不會失去正常功能。肝癌發病的患者通常已經超過八〇%肝硬化或慢性肝功能障礙，無法實施切除手術。如果剩餘的肝臟無法維持生命，就得進行肝臟移植，否則當事人會死亡。

切除手術必須在肝臟有預備能力的前提下才能進行，日本目前針對肝癌切除手術訂有相當明確的標準（參照下方專欄）。若能確實遵照下列準則，手術過程致死機率非常低，癌症手術也將是最有效且安全的癌症治療方法。

肝癌外科手術非常發達，比如，目前醫界所開發完成、名為「探觸子」（探針）的「術中超音波裝置」與「肝切離裝置」能更精確、有效地完成手術，而且避免產生手術導致的併發症。

過去七〇年代肝癌切除患者的死亡率高達二〇%，到了九〇年代剩下二%，目前更降到一%以下。

A 肝癌切除手術是怎麼樣的做法？

肝癌切除之際為了提高根治性，必

小知識

適合進行肝癌切除手術的患者狀況為何？

是否適合進行肝癌切除手術，可根據下列標準做判斷。

首先，應調查是否有腹水的狀況。除非沒有腹水，或者即使有腹水也可用利尿劑等加以排除，否則無法進行肝癌切除手術。

其次，黃疸指標的血清總膽紅素值，若超過正常兩倍也就是二・〇以上，就無法實施肝臟切除手術。若是一・一到一・五，則可針對

肝癌的系統性切除手術

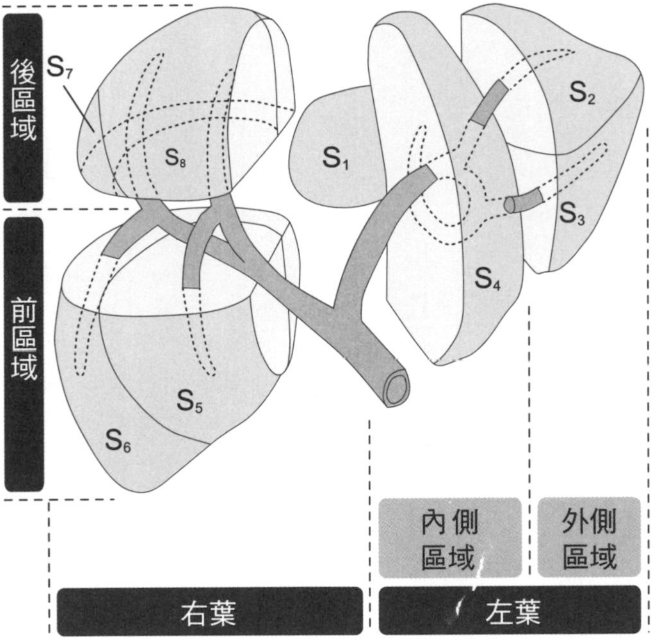

須實施「系統性切除」。肝癌會隨肝臟內部門脈血流而轉移，所以要清除眼睛看不到的轉移巢，必須沿著門脈分枝進行切除工作，這便是「系統性切除」。

這種切除手術基本上必須按照解剖學所畫分、S_1～S_8亞區域之中的肝臟內部編號，逐一進行切除，因此又稱為「系統性亞區域切除」。這類系統性切除手術，效果比單單取出腫瘤的「核手術」，以及連腫瘤周圍組織都摘除的手術更好。

癌症部位與周遭組織進行部分切除；但如果是一．六到一．九，只能進行切除癌症部位的「核心手術」。

若沒有腹水而且血清總膽紅素值為一．〇以下的正常值，可進行ICG檢查。若ICG檢查為正常值，最多可切除七〇％。若數值惡化，可切除面積只有三分之一或者進行部分切除和核手術等。

首先確認可切除範圍，接著就可進行各種手術的選擇。

治療肝癌為何不太可使用抗癌藥劑與放射線？

治療肝癌過程中抗癌藥劑與放射線的功能與角色

癌症治療基本上以手術、化學療法（抗癌劑）和放射線療法為主，不過，肝癌患者因多半已肝硬化，且血流狀況不佳，所以抗癌藥劑效果大多不明顯，放射線效果也有限，因此臨床上不太使用這兩種療程。

最有效、根治性最高的治療方法是手術。只是有些患者肝功能低落，無法實施手術，而且容易再發。此時可進行局部療法或栓塞療法，通常此時才會使用抗癌藥劑與放射線技術。

肝癌患者即使服用抗癌藥劑口服藥，效果也非常有限，所以通常是在患部預留導管，直接將抗癌藥劑注入癌細胞之中。這種療法比較有效果的情況是，肝臟兩葉出現超過十個肝癌部位，癌細胞甚至浸潤了門脈。

至於放射線技術，通常是針對肝動脈等進行栓塞時會派上用場。這是一種利用放射線血管造影技術的栓塞療法，和一般使用放射線進行照射不同。肝癌治療過程中，栓塞療法的應用性愈來愈廣，CT等放射線技術也漸漸成為不可或缺的一環。

小知識　什麼是膽管細胞癌？

原發性肝癌九〇％以上為肝細胞癌，除此之外，也有膽管上皮細胞形成的膽管細胞癌。這是肝細胞內部膽管細胞變異所產生的癌症。

原因不明，但與肝細胞癌不同，似乎和病毒無關，而且沒有容易併發肝硬化的徵兆。

初期幾乎沒有症狀，通常是疾病非常嚴重才產生症狀，可說是很難發現的癌症。

肝細胞癌患者的AFP

肝癌治療是各診療科目總體戰

近來效果受到矚目的肝動脈栓塞療法和經皮酒精注射療法，造影劑與CT發揮了重要導引功能。換言之，治療肝癌不只靠手術，還必須搭配化學療法、栓塞療法與局部療法等實施混合治療。接受肝癌治療的患者，應了解各種治療方法的優點與缺點，了解醫師可能搭配實施多種療法。

肝癌即便沒辦法根治，患者本人也必須積極地想像和肝癌共存的狀況，不可因此灰心。就全體醫學發展而言，肝癌的治療效率可說是目前各種癌症治療之中最先進、最顯著的。

肝癌進行度別治療法與專科醫師

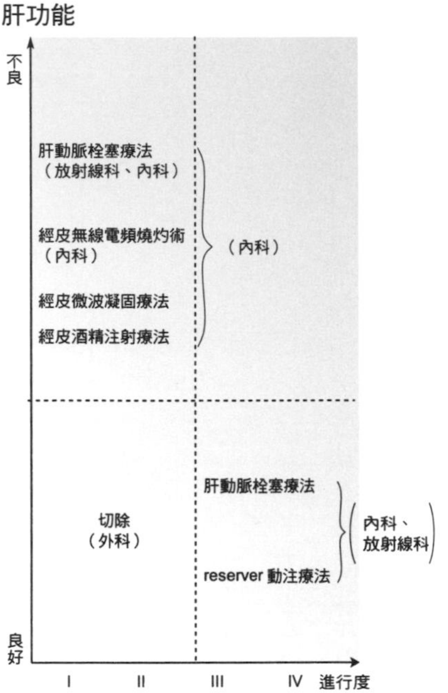

值通常會升高，但是膽管細胞癌患者檢查之後並沒有這種特徵，頂多只有ALP、LAP（亮氨酸氨肽酶）及γ-GTP（γ-谷氨酰轉肽酶）等膽道系酵素的活性會顯現出來，但特徵不明顯。

治療方法則是先利用超音波檢查、CT與血管造影、肝臟生理切片檢查等等進行確診，然後和肝細胞癌實施相同的療法。

Q 肝轉移性癌與再發性肝癌如何解決？

A 肝轉移性癌的傾向

肝臟因為有門脈血流入，容易讓其他臟器形成的癌轉移過來。特別是胃癌、大腸癌、肺癌、乳癌、胰臟癌和卵巢癌等特別容易轉移到肝臟。

這些轉移性癌幾乎都不會有肝硬化現象，而且和原發性肝癌相比，主要特徵是肝臟明顯腫大。其GOT、GPT質與AFP值不會升高，反而ALP值與LDH（乳酸脫氫酶）值出現異常，這也是原發性肝癌所沒有的特徵。肝轉移性癌患者多半癌細胞已經遍布肝臟，因此幾乎沒辦法實施切除手術、栓塞療法或乙醇注入療法等。不過，大腸癌轉移到肝臟時，可以實施切除手術，若局部再發低於五％，就是有效的手術。進行切除手術的條件是必須能完全摘除病灶，而且不可讓癌細胞轉移到其他臟器。

一般治療方法主要是在肝動脈插導管注入抗癌藥劑，或使用免疫調整藥。和其他臟器的轉移性癌相同，沒有明確有效治療方法，但若可實施肝臟切除手術，通常預後狀況良好。

小知識

大腸癌轉移到肝臟的癌

大腸癌（結腸癌、直腸癌）會機械性地轉移到門脈尾端的肝臟。據說大腸癌約二〇％會轉移到肝臟；肝轉移性癌約五〇％是大腸癌轉移而來。

肝轉移性癌是否由大腸癌轉移而來，可利用腫瘤指標進行判斷。實施確診的方法則是超音波檢查、CT、血管造影檢查等。若和原發性肝癌相比血管較少，可能就是從大腸轉移而來。

發現大腸癌轉移到肝

肝癌很容易復發

肝癌是很容易復發的癌症，再發性肝癌主要情況是，切除時沒有發現的小癌部位變大，或者手術之後重新出現癌細胞。不管是哪種情況，罹患肝癌前有肝硬化問題的人，很容易二度、三度出現癌症，這可說是肝癌特有狀況。

一般而言，評價癌症治療成績的標準是術後五年的存活率。以肝癌為例，五年後存活率約為五二・三%（參照第141頁圖表），之後逐步下降，十年存活率只有二七・三%。再發率方面，進行肝癌切除手術的患者，據估七○%五年之內會再度發作。不過，患者不會因此死亡，再發癌也可進行手術或者局部療法。這也是肝癌特異性所在。

肝癌治療的選項

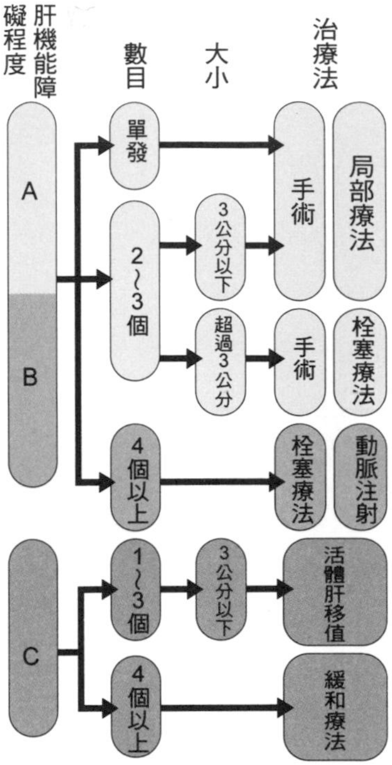

臟，除非癌細胞已經轉移進入大腸內部與腹膜，否則可以切除肝癌部位。但條件是肝癌部位不可超過十個，若轉移癌多不可數，就無法實施手術。

大腸癌轉移而來的癌細胞，和其他臟器轉移來的癌細胞不同，後者呈現分散狀態，而且多半會轉移到腹膜等地方。

從大腸轉移到肝臟的轉移性癌，五年存活率據說可望達到三○到五○%。

Q 肝臟的良性腫瘤，大概會有什麼情況？

A 有些腫瘤伴隨肝硬化

肝臟所產生的腫瘤有些會伴隨肝硬化，出現「腺腫樣過度增生」的病變。這是一種將來可能癌症化的局部性病變，因此也可稱為「前癌性病變」。

腺腫樣過度增生通常在有慢性肝炎與肝硬化的肝臟發病，其結節比一般大，直徑有的超過一公分。

這種病變同時容易在肝臟內部產生類似惡性細胞的東西，稱為「異型腺腫樣過度增生」。進行超音波檢查可以發現細胞內堆積許多脂肪。進行確診時必須實施肝臟生理切片檢查，但很難與早期肝癌有效區別。

A 不會伴隨肝硬化的腫瘤

「肝細胞腺腫」是一種正常肝細胞聚集形成的良性腫瘤，常見於口服避孕藥服用者。若腫瘤有破裂危險性，應以外科手術切除。「發炎性偽腫瘤」是一種會伴隨發燒、體重減輕等炎症反應的腫瘤。施打非類固醇抗炎症藥，可加以消除。

「局部性結節性過度增生」則是在沒有肝硬化的肝臟表面附近產生結節，

小知識

有些腫瘤會伴隨產生肝硬化，有些不會

肝臟所產生的腫瘤幾乎都是惡性肝癌。良性腫瘤則有肝血管腫、肝細胞腺腫、膽管上皮腺腫，但這些比較罕見，幾乎都不會造成肝功能病變。

良性腫瘤如上述，可區分為伴隨肝硬化與不伴隨肝硬化兩種，不過，其中有一種病變可能伴隨肝硬化也可能不會，那就是肝血管腫。

肝血管腫是常見的肝病之一，首先必須和代表脂肪常見於女性。其特徵是腫瘤中心可看到纖維性瘢痕。

「再生性結節過度增生」是指肝臟到處出現直徑數公釐的結節。因為只有結節而沒有纖維化，因此不是肝硬化。若是肝門部分產生結節，會出現類似肝硬化的門脈高壓症。

「局部性脂肪化」則是肥胖者或服用類固醇女性常見的部分性脂肪肝。其原因一般認為是肝臟局部產生的血流異常。這種症狀很難和容易伴隨脂肪化的初期肝癌清楚區分。

肝癌發展過程的模擬

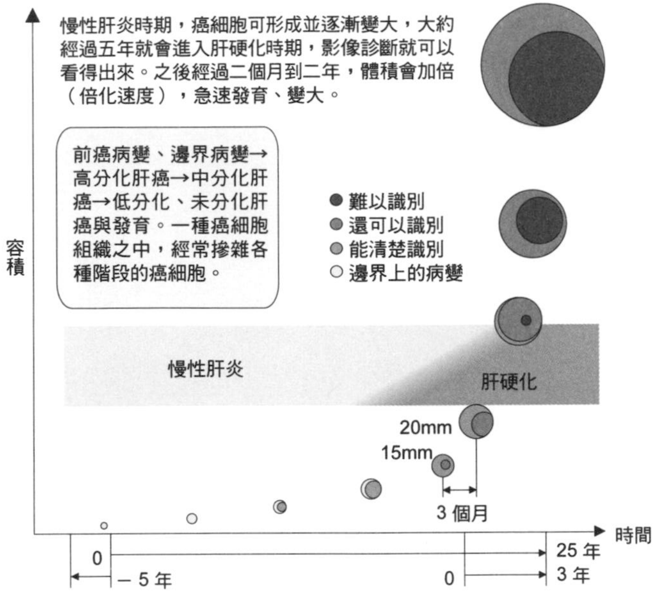
慢性肝炎時期，癌細胞可形成並逐漸變大，大約經過五年就會進入肝硬化時期，影像診斷就可以看得出來。之後經過二個月到二年，體積會加倍（倍化速度），急速發育、變大。
前癌病變、邊界病變→高分化肝癌→中分化肝癌→低分化、未分化肝癌與發育。一種癌細胞組織之中，經常摻雜各種階段的癌細胞。
難以識別
還可以識別
能清楚識別
邊界上的病變
容積
慢性肝炎
肝硬化
20mm
15mm
3 個月
時間
0
－5 年
0
25 年
3 年

化的高分化型肝細胞癌區別。

因為是血流豐富的腫瘤，進行超音波檢查時能看得很清楚。而且檢查時的狀態會導致影像產生變化，所以又稱為「變色龍指標」。

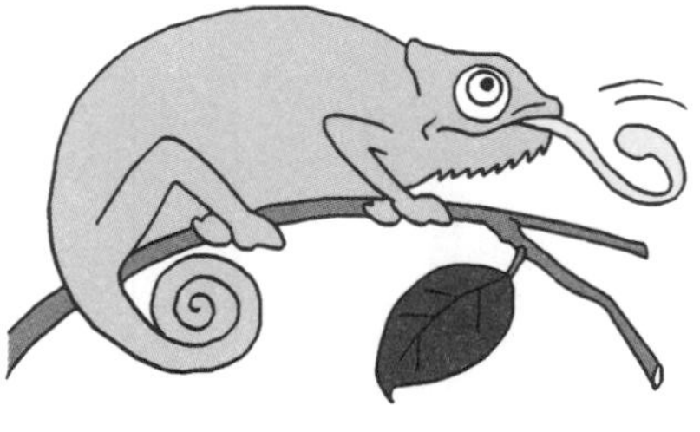

Q 肝病有哪些併發症？

A 肝性糖尿病

腹水、肝性腦症和食道靜脈曲張是肝硬化的三大併發症，除此之外，還有一○%以上肝硬化患者會出現糖尿病與胃潰瘍。「肝性糖尿病」是其中代表性的疾病。

肝臟負責將人體從食物攝取的部分葡萄糖轉化成為肝醣貯存起來，空腹時可以分解這部分肝醣進入血液，維持血糖值正常。但若肝硬化導致肝細胞減少，合成肝醣之際發揮作用的酵素活性明顯降低，就會出現醣類代謝異常。

罹患肝性糖尿病的人，肝臟吸收葡萄糖效率下降，飯後會出現高血糖。此外，肝臟內部肝醣貯藏量減少，所以空腹初期會出現飢餓狀態的低血糖。肝硬化患者一○%會出現肝性糖尿病，所以為了預防糖尿病，肝硬化患者應避免食用卡路里過高的食品。

A 肝腎症候群

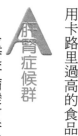

重度肝病變會併發急性腎衰竭的情況，稱為「肝腎症候群」。肝臟與腎臟關係密切，肝硬化導致腹水進入代償不全期之後，其連動性會讓腎臟疾病更加

小知識

什麼是門脈高壓性胃病？

罹患肝硬化的人，門脈容易失去功能導致門脈壓升高，於是血液在胃部與十二指腸鬱滯，胃黏膜紅腫甚至出血，產生類似胃炎這種症狀，稱為「門脈高壓性胃病」。

超過一○%的肝硬化患者以及約二○%的酒精性肝硬化患者，會有胃與十二指腸潰瘍問題，這也是肝硬化的主要併發症之一。

罹患肝硬化疾病的人，血液凝固時間拖長，所以此惡化。

最嚴重的問題是，肝臟變成代償不全性肝硬化，使全身血液流動出現障礙，腎臟就會提高血壓。於是血流量減少，排尿受到壓抑，腎臟進行更多鈉再吸收的工作，結果導致體液增加，腹水就會愈來愈多。罹患肝衰竭的人，腎臟血流量會變少甚至進入無尿狀態，陷入腎衰竭的狀況。

早期腹水的治療方式是，以針刺入腹部取出積水，稱為「腹水穿刺」。這是一種對症療法，但有時會引起肝腎症候群，目前已經很少人使用。治療肝腎症候群，最重要的就是恢復肝臟功能。

肝病容易併發的疾病

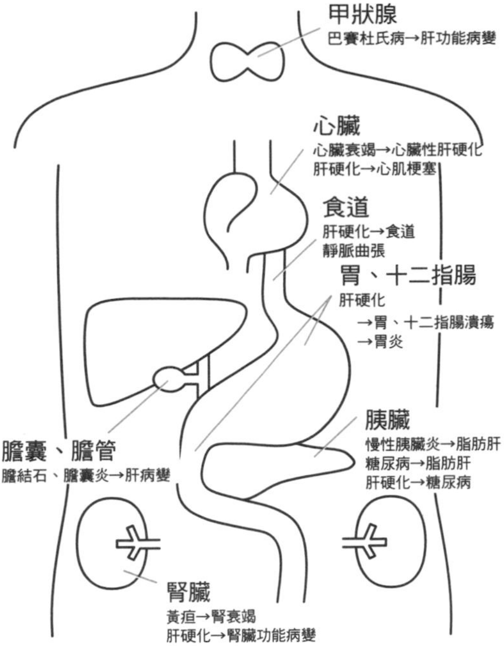

時若出現胃潰瘍等內臟出血，會比較難以止血。若出血時間拉長，也可能導致肝性腦症。空腹時覺得胸悶或者胃痛的肝硬化患者，必須早日接受治療。

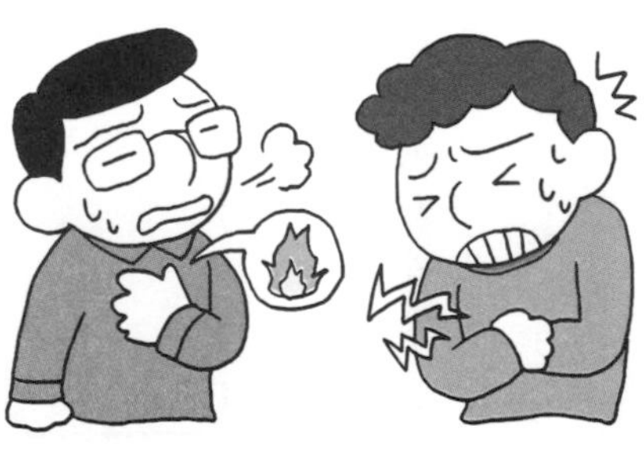

孩童可能罹患的肝病是哪些？

什麼是「新生兒肝炎」？

新生的嬰兒幾乎二到三天之內都會出現黃疸，十天之後便消失，這就是所謂的「新生兒黃疸」，但這並非肝臟異常。不過，若黃疸狀況持續過久，就必須注意。

此外，新生兒容易感染B型肝炎、C型肝炎、巨細胞病毒、疱疹和德國麻疹等各種病毒，因而產生肝炎。若不是這些已知的病毒所造成的感染，也不是藥劑性肝功能障礙或者代謝障礙性肝功能病變，而是原因不明的肝炎，就稱「新生兒肝炎」。這種疾病常會導致肝功能病變，一般情況是黃疸持續到出生後三到四個月才消失，然後肝臟恢復正常。若出生已經兩個月黃疸尚未消失，家長就必須小心觀察，了解嬰兒是否有先天性膽道閉鎖症。

膽道擴張與閉鎖導致的肝功能病變

「先天性膽道閉鎖症」是一種膽道阻塞使膽汁無法順暢流動導致的疾病。日本雖然發病率只有一萬分之一，但新生兒罹患這種疾病卻可能致命，所以家

小知識

漸漸普遍的小兒活體肝臟移植

一九八九年日本出現第一例活體肝臟移植，十六年來累積超過二千個病例，其中七〇％的病患是十八歲以下青少年或兒童。

捐贈者（臟器提供者）幾乎都是雙親。受贈者的疾病，最常見的是先天性膽道閉鎖症。

目前日本能實施活體肝臟移植的醫療院所逐步增加，每年接受活體肝臟移植的患者已經多達三百人。不

長千萬不可大意。

新生兒黃疸持續過久，最主要症狀是出現灰白色糞便與黃褐色尿液。原因是膽管發育不全導致肝臟內外累積過多膽汁，若嬰兒一歲左右就出現肝硬化，恐怕情況會繼續惡化。

治療方法方面，有人進行手術，將原本膽管的部分直接連到小腸，讓膽汁排入腸道。若沒有效果，就有必要實施肝臟移植。

「先天性膽道擴張症」是部分膽道累積過多膽汁形成的膽管炎，常出現右上腹部腫瘤、黃疸與腹痛等三種症狀。手術通常可以相當程度地有效治療。

新生兒的先天性肝病變

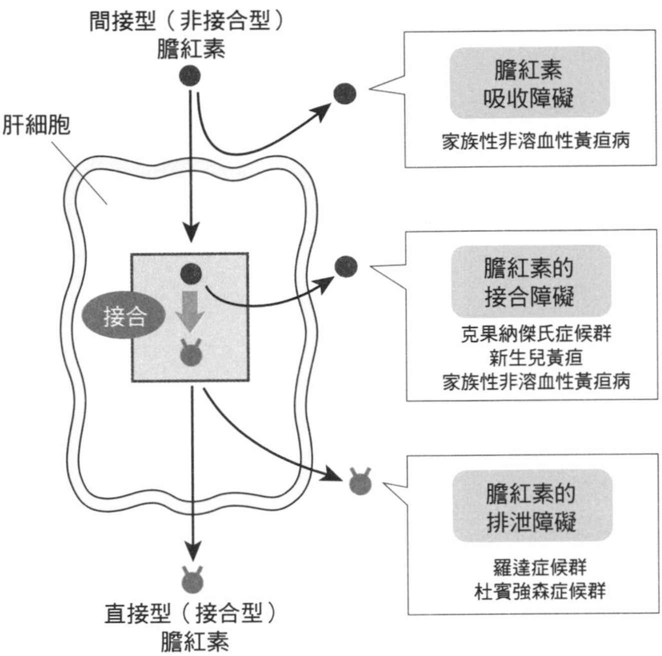

少醫療院所為患者實施活體肝臟移植，一年的存活率高達八〇到九〇%，相關手術到目前為止，完全沒有任何造成捐贈者死亡的例子。

活體肝臟移植在日本有項規定，就是捐贈者的醫療費用可以向受贈者請求，費用高昂。不過，小兒實施活體肝臟移植者，多半可以適用小兒慢性特定疾病，請求健保給付，負擔減輕不少。

二〇〇四年一月開始，日本健保法放寬規定，活體肝臟移植也可以由健保給付。

〈紀錄・保存頁〉

張貼欄①

張貼欄②

紀錄（摘要）

◆本欄用來張貼檢查結果（檢查報告）或剪報資料、醫師聯絡方法及其建議、生活注意事項等。

第4章

肝病藥劑與治療Q&A

Q 干擾素是什麼樣的藥？具有怎麼樣的效果？

A 什麼是「干擾素」？

一九九二年開始肝炎干擾素療法成為日本肝炎治療最常用的方法，至今已有二十萬名患者接受這種治療，其中三○％成功驅除了身上的病毒。

干擾素乃是感染病毒細胞所產生的醣蛋白質。根據不同的免疫種類，干擾素可區分為α、β、γ三種，其中α與β已經確認具有抑制病毒分子的抗病毒作用。

以天然治療藥劑而言，有培養自人體白血球細胞的干擾素α，以及培養自人類纖維芽細胞的干擾素β；而以生物科技進行量產的治療藥劑，則有干擾素α-2a、干擾素α-2b。

除此之外，利用遺傳基因置換技術製造的復合型干擾素（**consensus interferon**）與利用化學合成技術製成的長效型干擾素（**PEG-interferon**，參照第160頁），有時可以和抗病毒藥並用，可說是最先進的療法。利用干擾素治療肝病時，必須針對病毒類型做不同的選擇。

A 干擾素發揮作用的架構

C型肝炎病毒（HCV），其病毒

小知識

C型肝炎各種不同分類與治療方法

C型肝炎病毒根據其遺傳基因的差異，可分為「1型」與「2型」。這兩種各自有「a型」與「b型」，但日本1b型占七○％，2a型占二○％，2b型占了十％，1a型則幾乎不存在。

主要的問題是，干擾素對於2a型與2b型的C型肝炎病毒比較有效（有效率為四○到六○％）。相對的，日本人較常見的1b型本體也就是中心的部份乃是由RNA構成，這部份RNA不斷複製增殖。干擾素則具有活性化RNA分解酵素的作用，所以能在肝細胞內部抑制HCV增殖，甚至摧毀病毒本體。另一方面，B型肝炎病毒（HBV）本體為DNA，病毒於此進行RNA複製而增殖。因此利用干擾素即使能夠抑制RNA增殖，還是無法摧毀病毒本體。因為有這種狀況，干擾素基本上對於慢性C型肝炎比較有效。所以臨床上有些醫師針對慢性C型肝炎患者，全部實施干擾素療法。目前已經確認有些干擾素針對HCV的療效顯著，而且可以搭配併用療法，因此成為治療的主流選擇。目前全球遵行的治療為長效型干擾素與三唑核苷併用療法。

C型肝炎的治療類別

1b型的治療

- 干擾素＋三唑核苷（半年）
- 干擾素長期投藥（2年）
- 長效型干擾素（1年）
- 長效型干擾素＋三唑核苷（1年）

2a、2b型的治療

- 干擾素（半年）
- 復合型干擾素（半年）
- 干擾素＋三唑核苷（半年）
- 長效型干擾素（半年～1年）

不同病毒類型治療方法都不相同，必須針對其類型，選擇適當的治療方法。

C型肝炎病毒，效果並不顯著（有效率約二〇％以下）。特別是占1b型八〇％、病毒量較大的類型，被稱為「難治型C肝病毒」，驅除成功率據説不到七％。

日本慢性C型肝炎患者半數屬於這種難治型，因此只靠干擾素很難驅除病毒。不過，近來許多人實施抗病毒藥三唑核苷與干擾素併用療法，又有人開發出新型長效型干擾素，實施長效型干擾素與三唑核苷併用療法，驅除率已經有明顯提升。

Q 干擾素適合在肝臟處於什麼情況下使用？

怎麼樣的慢性C型肝炎患者適合實施干擾素療法？

實施慢性肝炎干擾素療法除了得考量病毒的種類，還得根據其效果。干擾素能否發揮效果，基本上和病毒的量有關。同樣的干擾素施藥量，若病毒量很少，效果會比較顯著。

其次肝臟纖維化程度也是問題所在，慢性肝炎依其嚴重化狀況，可分為F0到F4（參照第131頁），其中若已經惡化到F3，干擾素療法效果就會降低；進入F4（肝硬化）階段，無效的機率則會增加。一般而言，年輕、免疫力旺盛而且投藥時不容易產生副作用的患者成效較高。另外，感染慢性C型肝炎期間尚短、纖維化率低的患者，干擾素療法效果比較卓著。

有些急性C型肝炎患者施打干擾素一個月之後，GPT值仍未正常化，代表HCV-RNA尚未消失。這類患者變成帶原化的可能性相當高，應早期治療才有更好的效果。

怎麼樣的慢性B型肝炎患者適合實施干擾素療法？

慢性B型肝炎患者無法只靠施打干

小知識

干擾素的副作用

施打干擾素之後，患者會產生各種副作用。

開始施打之後，絕大多數患者都會出現三十九度左右的高燒。發燒狀況很快減輕，但有些醫師會給患者服用解熱劑。初期症狀除還有全身倦怠感、頭痛、肌肉痠痛、關節痠痛以及下痢等。

投藥開始後一週到二個月的中期症狀，主要是食慾不振、體重減輕、嘔吐、皮膚發癢、口腔發炎等。接著，患者容易有失眠症、心擾素就完全排除病毒，不過，若能抑制病毒增殖，就可漸漸減少被感染的肝細胞攻擊淋巴球，肝炎症狀還是可以相當程度改善。

干擾素療法主要適用於e抗原陽性患者，四到六個月停藥後觀察一年的e抗原與抗體的血清轉換率為二〇到三〇%。慢性B型肝炎患者即使在自然的情況下，五%患者還是會產生血清轉換率。基本上必須超過這個數字才算有效。另外，據說e抗原即使為陰性，干擾素對於DNA聚合酶陽性的HBV變異株仍相當有效，但需較長的投藥時間。目前臨床上正在研擬有效的投藥方式。

干擾素的副作用

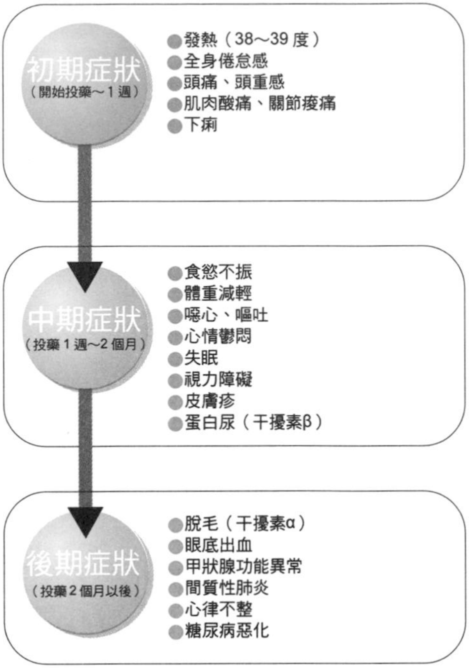

情鬱悶等狀況，有些人甚至因此產生尋短念頭，若出現這種徵兆，就必須改變治療內容。

投藥後二個月的後期症狀，則有脫毛現象。少數會出現眼底出血這種甲狀腺功能異常以及糖尿病惡化的現象。脫毛大約六個月之後自動好轉，其餘症狀則必須進行適當治療。

比較可能造成生命危險的副作用相當少，主要是間質性肺炎。服用小柴胡湯的患者容易產生這種副作用，因此不可並用。

Q 長效型干擾素是什麼樣的藥劑，具有什麼效果？

A 以皮下進行注射，作用時間長

長效型干擾素是一種將干擾素分子與聚乙二醇結合的藥劑，能讓干擾素緩慢釋入血液中。

換言之，這是一種化學合成的干擾素，長效型干擾素停留在血液裡的時間和干擾素α相比，拉長約十倍。能持續發揮排除病毒作用時間，則超過一百六十八小時。此外，這種藥劑沒有特定的副作用，和傳統干擾素無太大差別。

早期干擾素原則上最初四個禮拜必須每天投藥，之後每週投藥三次。而且雖然每週投藥三次，但下次注射之前，血中干擾素濃度還是非常低。相對的，長效型干擾素只需每週進行一次皮下注射，因此可以大幅減輕患者負擔。

A 排除病毒，追求自癒

日本從二〇〇三年十二月起，施打長效型干擾素α-2a製劑（商品名：Pegasys），可適用健保給付；二〇〇四年十二月起，併用三唑核苷（病毒唑）的長效型干擾素α-2b製劑（商品名：PegIntron），健保也會給付。

隨著長效型干擾素實用化，唯一能

小知識 「復合型干擾素」是什麼？

所謂「復合型干擾素」，就是利用傳統生物科技型干擾素α，將其胺基酸排列方式集約化，以遺傳基因置換工程做成的干擾素製劑。

二〇〇一年十二月經日本藥劑管理當局認可的復合型干擾素（商品名：Advaferon），因為可以大量投藥，所以抗病毒能力高於傳統干擾素。在此之前因為病毒量太多而使干擾素療法無法發揮效果的患者，或者結束干擾素療法之後肝炎病毒擊退C型肝炎病毒的干擾素製劑適用範圍愈來愈大。以歐美國家為例，即便單獨使用，每次的投藥量仍比日本輕，每週施打一次長效型干擾素連續四十八週，HCV-RNA持續陰性化的比率平均為五〇%，遠高於傳統干擾素α的一三%。

治療慢性C型肝炎得先判斷病毒屬於1型還是2型，以及病毒量多不多，據此做四種分類，然後判斷該使用干擾素還是長效型干擾素或復合型干擾素等。

血中濃度比較

（a）干擾素α-2a與（b）長效型干擾素α-2a（40kD）施打之後的血中濃度

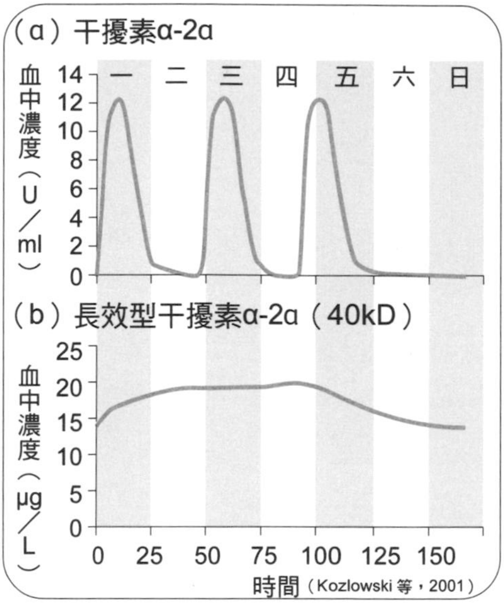

（Kozlowski等，2001）

量再度增加的患者，就可使用這種新藥劑。

根據臨床實驗，使用傳統干擾素不容易發揮效果的高病毒血症患者，在施打復合型干擾素二十四週之後，HCV-RNA持續陰性化的比率為二六・三%，GPT持續正常化率為四三・八%。其中，被認為非常難治的遺傳基因型1b高病毒血症患者，消失率為一六・七%。

Q 三唑核苷（病毒唑）併用療法是什麼樣的療法？

A 什麼是「三唑核苷」？

三唑核苷（病毒唑，商品名：Rebetol）是一九七〇年代開發的膠囊內服藥，主要用在感冒等呼吸系統感染症狀與疱疹。慢性C型肝炎患者施打後GPT值可以改善，但HCV-RNA陰性化等還是無法根本改善，因此即便已推出三十年以上，其重要性還是不能獲得充分認識。

但是，近來和干擾素併用後發現這種藥劑可發揮非常直接的抗病毒作用。歐美的研究報告指出，單獨使用干擾素，CV-RNA持續陰性化率只有五到六％，併用三唑核苷則可提高到三一到四九％。此外，難治性1型高病毒患者，單獨使用干擾素的CV-RNA持續陰性化率為〇％，併用後卻可提高到八到二四％。

海外早有醫師使用干擾素與三唑核苷的併用療法，此療法漸漸成為慢性C型肝炎標準治療方法之一。二〇〇一年十二月起，日本併用三唑核苷療法也可適用健保給付。

小知識

三唑核苷的副作用

三唑核苷會侵入紅血球而縮短紅血球性命，所以治療過程中血紅素會降低，引起貧血的副作用，施打這種藥劑之前患者如有嚴重貧血現象，必須注意。血紅素低於一定量的患者，不可接受這項治療。

實施三唑核苷與干擾素併用療法的患者，臨床統計顯示，九個月之內有四名患者產生腦出血現象，其中二人死亡。還有一人硬膜下血腫致死。腦出血患者原本都

與干擾素併用發揮抗病毒效果

二〇〇四年十二月，長效型干擾素與三唑核苷併用療法開始成為日本健保給付的對象。每週一次到醫院注射長效型干擾素，每日服用兩次膠囊三唑核苷藥劑，持續四十八週（約一年）即可，負擔相對減輕。

臨床實驗方面，難治性（1b型高病毒）慢性C型肝炎患者，實施這種療法之後四八%病毒消失，效果明顯優於傳統療法。而且其中約半數完全治癒，因此可以說這種療法是患者一大福音。

另外，長效型干擾素與三唑核苷併用療法也適用於曾經接受干擾素療法但病情再度惡化的患者，其有效率高達六三%。持續一年併用治療之後，總藥劑費約二百五十萬日圓，患者部分給付約為三成。

三唑核苷併用療法的效果

從一九八八年到二〇〇〇年為止，以遺傳基因 1b 型（serogroup1）高病毒量（100K IU／ml 以上）的慢性 C 型肝炎患者為對象，實施雙重盲點實驗結果顯示，每週實施六次，每次施打干擾素α-2b 600 萬單位劑量，連續兩週之後再每週施打三次，連續二十二週施打，並且每日併用三唑核苷 600 到 800 毫克之後，病毒陰性化率為 20 %，遠高於對照組（只實施干擾素α-2b）的 2.3 %。

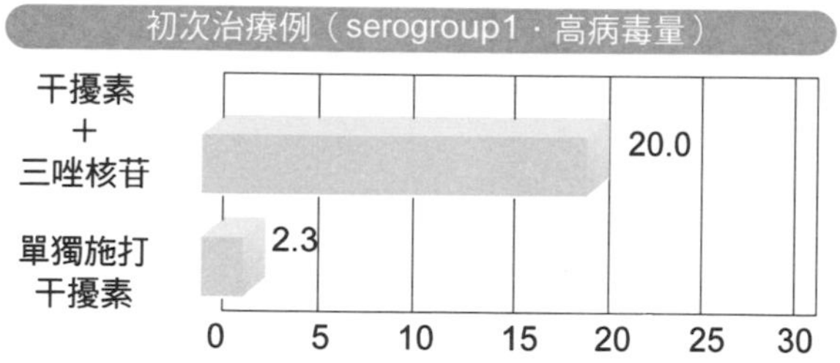

（飯野四郎等，2002）（%）

有高血壓，死亡的二人另有糖尿病，因此患者死亡可視為三唑核苷副作用而致。

所以六十五歲以上患者施打三唑核苷應特別謹慎，七十五歲以上患者原則上不可使用。特別是無法控制的高血壓、糖尿病和眼底異常的患者更應避免。

三唑核苷也可能誘發胎兒畸形，治療或施打之後六個月之內，不只女性，男性也應該避孕。

Q 肝安能是什麼樣的藥劑？可發揮什麼效果？

A 為了治療愛滋病而開發的抗病毒藥

肝安能（lamivudine，商品名：Zefix）乃是為了治療愛滋病而開發的內服用錠劑，二〇〇〇年十一月被正式當做慢性B型肝炎治療藥劑。這種藥劑可抑制HBV增殖時所需的酵素（反轉錄酶）作用，因此又被稱為反轉錄酶抑制劑。

臨床試驗顯示，服用肝安能之後，病患血液中的HBV-DNA濃度明顯減少，二個月之後轉為陰性，GPT值大幅改善。治療慢性B型肝炎，很遺憾的是通常不能使用「驅除病毒」這樣的用語，其治療目的只是讓肝炎沉靜化，阻止肝臟纖維化，降低肝癌與肝衰竭的危險。

因此，可抑制B型肝炎病毒、維持GOT與GPT值正常的肝安能，備受醫界期待。特別是e抗原陽性患者，若要轉化成為e抗體陽性、達成e抗原血清轉換並加以維持，這是不可或缺的藥劑。

A 使用肝安能時必須注意的事項

不過，肝安能也有些問題，那就是

小知識

哪一種的肝炎適用肝安能？

肝安能對於不增殖的B型肝炎病毒並無效果。因此主要適用對象是活動性強、預後狀況不佳的B型肝炎。許多醫師把這種藥劑集中用在急性惡化期，使用期間相當短。

原因是肝安能長期使用容易出現耐藥性病毒，使得GOT、GPT值上升，出現「突圍現象」。這種突圍現象有時會自然改善，若狀況不佳，可併用干擾素防範肝炎惡化。二〇〇四年十二若無法快速驅除病毒而長期服用，病毒可能出現具有耐藥性的變異株，導致肝炎惡化。肝安能必須長期服用才能改善慢性B型肝炎，但也因為長期使用，容易出現變異株。因此開始內服之後就得非常長期地使用，一旦終止就會出現病毒增殖甚至肝炎急性惡化的現象。

由此可見，具有耐藥性的變異株（YMDD變異病毒），愈是長期服用這種藥劑出現的機率愈高（一年率十五%，三年率五〇%），且會引起肝炎惡化，輕重度不等。反之，若不當終止服用，B型肝炎原本活動性較高的病毒（再生型）重新大量增殖，就可能讓肝炎重症化，問題更嚴重。所以，一般醫師會建議絕不可任意終止服藥。總之，肝安能是一種不容易設定服藥期間的藥劑。

針對B型肝硬化患者實施肝安能治療的存活率改善效果

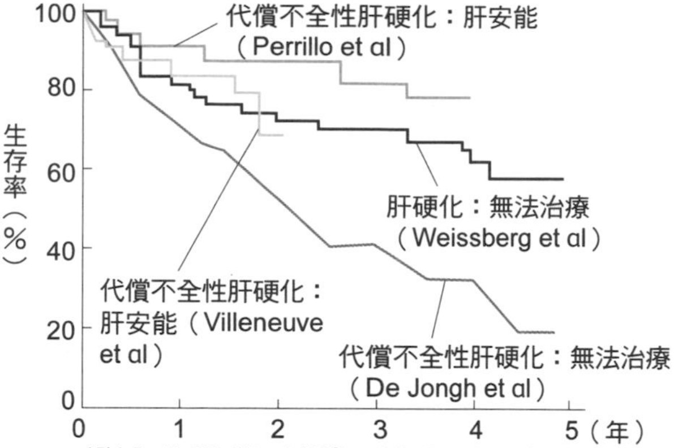

（引自 Perrillo RP : J Hepatol 39 [Suppl 1] : 177-180. 2003）

月起，肝適能（Adefovir，參照第166頁）也可適用健保給付，因此今後肝安能就可搭配肝適能長期併用。

另一方面，根據近年的研究結果，耐性病毒在e抗原陽性、病毒量較多的患者身上更容易出現。因此目前臨床醫學的看法是，和前述做法相反，這種藥劑較適合e抗體陽性且病毒量少的病患。

Q 是否有新的抗病毒藥劑？

新藥肝適能可作為治療B型肝炎的新選擇

肝適能是一種反轉錄酶抑制劑，可阻止與B型肝炎病毒增殖有關的HBV聚合酶發揮作用。不只B型肝炎病毒，對愛滋病毒與疱疹也都有抗病毒活性，每日口服十毫克的肝適能，可以得到比口服肝安能一百毫克略差且略慢的病毒抑制效果。

肝適能最大的特徵是有些病毒已經針對肝安能產生耐性，肝適能對於這些病毒則仍具有抗病毒活性。海外臨床實驗顯示，九十六週連續口服這種藥劑的病毒耐性率為一・六%，數值非常低。而且即便出現耐性病毒，這種病毒對於肝安能也不會產生耐性。二〇〇四年十二月肝適能開始成為日本健保給付對象，慢性B型肝炎患者又多了一項治療選擇。

B型與C型肝炎治療方法未來可能大幅改變

慢性B型肝炎抗病毒藥劑方面，又有人開發出新的反轉錄酶抑制劑貝樂克（**Entecavir**，又名 **Baraclude**），並且已經實施臨床實驗。歐美與台灣已核准

小知識

如何實施臨床實驗？

通常一種新藥的誕生得耗費十到十八年的長久歲月。其中單單「臨床試驗」平均就要費時四年。

所謂臨床試驗，就是製藥公司為了獲得國家針對某些藥劑的藥效認可而進行的實驗。通過臨床試驗之前，必須進行「基礎研究」，找出可治病的藥物物質，然後利用動物或培養細胞，進行調查這種藥用物質安全性與有效性的「非臨床試驗」。

人體臨床試驗主要有三

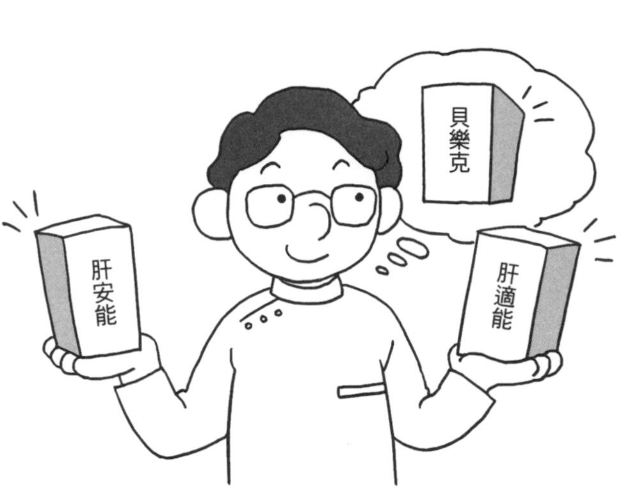

上市。

肝安能的抗病毒作用比肝適能多十到一百倍，貝樂克則高達一千倍，海外臨床實驗結果顯示這種藥劑使用兩年仍不會出現耐性病毒。

貝樂克和肝安能一樣，都以每日一次口服的方式實施治療，副作用相當輕，患者負擔也較小，未來可能成為保險給付對象。

慢性C型肝炎治療方面，2型病毒約八到九成可完成病毒驅除工作，即便是難治性1型病毒，驅除率也可能很快提高到四到六成。慢性B型肝炎方面，這類新藥劑已經很齊全，並且已經建立包含疫苗在內的有效併用療法，不久的將來應該就能消滅表面抗原。總之肝炎治療方法可說日新月異，不斷在進步。

期步驟。第一期步驟是，以少數健康人為對象，主要是確認是否有副作用與安全性。第二期步驟是，以少數患者為對象，確認有效而安全的投藥量與投藥方法。第三期是以多數患者為對象，針對有效性與安全性，和既有的藥劑進行比較。

通過臨床試驗證明有效性與安全性的藥劑，就可向政府有關當局申請合格登錄，通過後即可上市。根據估計，完成基礎研究而具備新藥資格的藥用物質，只有萬分之一。

Q 類固醇脫離療法是什麼樣的療法？

利用免疫反應的類固醇脫離療法

類固醇（副腎皮質荷爾蒙）具有抑制發炎與防止細胞纖維化的作用，很早就被用來治療慢性肝炎。但因為副作用強，使用的人漸漸減少。

不過，類固醇藥劑終止使用，患者易出現短暫肝炎急性惡化的現象，然後轉而出現血清轉換。利用這種特性，東京虎之門醫院開發出類固醇脫離療法。

類固醇脫離療法的原理很簡單，就是選擇GPT值升高的慢性B型肝炎患者（免疫作用導致肝細胞發炎的患者），連續三到四週口服類固醇（商品名：布雷特寧），然後終止投藥，原本被類固醇壓抑的免疫反應就會立刻亢進，將肝細胞與B型肝炎病毒一併殺死。

若類固醇脫離療法成功運作，慢性B型肝炎患者會有二〇到三〇％的HB病毒減少機率。

脫離之後也可與干擾素併用

類固醇脫離療法主要是希望讓慢性B型肝炎，能產生類似急性B型肝炎的過程，而開發的療法。急性B型肝炎在

小知識

類固醇脫離療法無法發揮效用的情況

類固醇脫離療法乃是利用患者的免疫力摧毀含病毒肝細胞的療法，並非所有慢性B型肝炎患者都可適用。

首先醫師必須評估患者忍耐治療的能力，也就是患者肝臟是否有足夠的預備能力。

效果比較值得期待的狀況是肝炎即將惡化的患者，因為此時免疫力的反彈更大。不過，若是病毒活動性非常高的患者進行該療法，可能導致大量肝細胞一下子

慢性B型肝炎的類固醇脫離療法＋干擾素療法

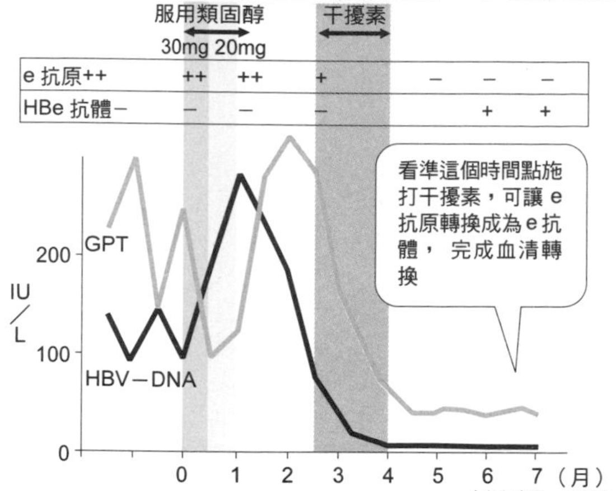

（岩渕省吾，1996）

自然過程中，e抗原會陰性化，並且可以持續。不過，慢性B型肝炎的e抗原不容易陰性化，且表面抗原不會消失。

慢性肝炎發展過程中，人為地引起類似急性肝炎的現象、讓抗原消失，這就是類固醇脫離療法。不過，因為有很強的副作用，有時會反而讓症狀惡化，因此許多人反對這種療法。

類固醇脫離療法實施之際，最必須注意的是類固醇終止之後的病情惡化。若肝炎惡化狀況在預期範圍內，可併用干擾素提高治療效果；若肝炎惡化超過預期，就有必要讓患者再度服用類固醇。目前更可以使用作用更快速的肝安能或貝樂克來治療。

被破壞而引起猛爆性肝炎。

類固醇脫離療法是副作用相當高的療法，也就是具有危險性。所以接近肝硬化或者肝癌的患者，不可實施這種療法。此外，有黃疸（包含過去有黃疸病歷）乃至於GOT值比GPT值高以及AFP值高的患者也不可使用。

患者治療之際應入院，並且必須審慎觀察治療的經過，較為安全。

Q 丙帕鍺是什麼樣的藥？

A 可讓e抗原轉為陰性的免疫調整藥

丙帕鍺（propagermanium，商品名：Serocion）是一種發揮免疫活化作用、抑制B型肝炎病毒增殖的藥劑。雖然不具有像肝安能那樣直接打擊HBV的抗病毒效果，但副作用小，屬於內服藥，且不需入院接受治療，因此受到醫界殷切期待。

根據日本進行的相關臨床試驗顯示，丙帕鍺連續服用四個月，一年之後e抗原陰性化率為四一%，血清轉換率則提高為二七%。

A 副作用是令人困擾的問題

根據這項臨床試驗的結果，一九九四年丙帕鍺正式通過成為慢性B型肝炎新藥。後來發現，有些患者出現B型肝炎急性惡化或轉為猛爆性肝炎的狀況，服用病例達到一萬人時，總計出現五個死亡病例。

對於醫師而言，這是相當困擾的結果，許多醫師因此猶豫，是否該繼續使用這種藥劑。但血清轉換率高達二七%，效果幾乎和干擾素一樣好，完全放棄使用這種藥劑相當可惜。

小知識

免疫調整藥與免疫抑制藥之差異

人體天生具有免疫作用。其目的是在與身體質性相異的物質進入體內後，利用免疫作用這種能力發動攻擊，就可將外來物質排出體外。

以B型肝炎和C型肝炎這類傳染病為例，主要是淋巴球等發揮免疫作用，攻擊感染病毒的肝細胞。類似這樣提高免疫力、排除肝炎病毒的藥劑，就是「免疫調整藥」，常見的有塞洛西恩、丙帕鍺致死病例主要是因為患者服用之後病毒量急速增加，但這些致死病例基本上原本都有猛爆性肝炎徵兆。因此有些專家認為，患者死亡不全是服用丙帕鍺所致。不過，基於安全考量投藥時仍需謹慎。

基本上越有效的藥劑越會產生某種程度的副作用。目前醫界使用丙帕鍺時，都必須注意該藥劑的相關警告——「慢性肝炎可能因此急性惡化，有因此致死的病例」。而且也有黃疸患者服用這種藥劑死亡的報告，所以，黃疸患者不可投藥。曾經罹患過黃疸的患者，投藥必須謹慎。

除此之外，丙帕鍺還有許多細微的使用注意事項，希望今後能在醫師適當管理之下，發揮其治療慢性B型肝炎的效果。

使用丙帕鍺之後 GPT 值變化狀況

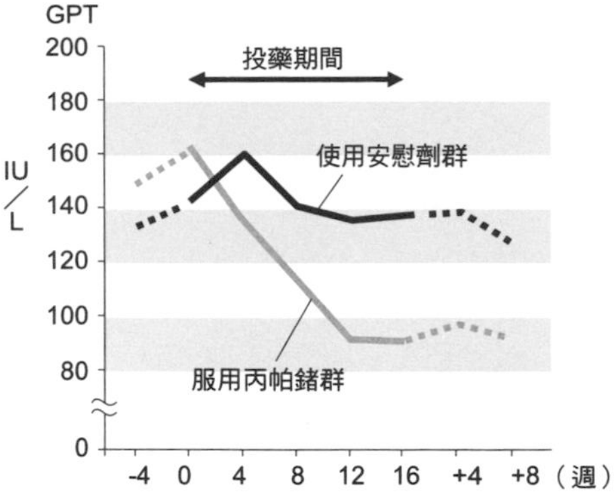

（飯野四郎，1998）

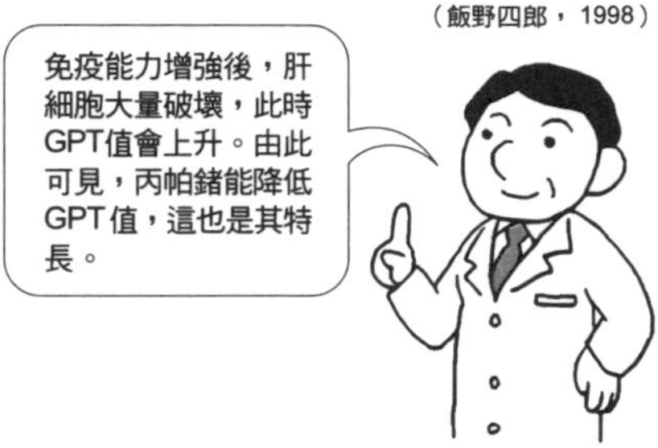
免疫能力增強後，肝細胞大量破壞，此時GPT值會上升。由此可見，丙帕鍺能降低GPT值，這也是其特長。

胸腺素α1等。

與此類似的藥劑還有「免疫抑制藥」，但所發揮的作用幾乎完全相反。免疫抑制藥主要的作用是預防進行活體肝臟移植等臟器移植時，身體產生「排斥反應」。所謂排斥反應，就是進行臟器移植時，我們的身體會把這些移植進來的臟器視為異物而加以攻擊的反應。

臟器移植之後，有些人必須一輩子服用免疫抑制藥。但如此一來，身體會變得容易招受病毒、黴菌和細菌等病原體入侵，因此如何有效控制排斥反應、避免罹患傳染病，是臟器移植非常重要的工作。

Q 胸腺素α1是什麼樣的藥劑？

排除慢性B型肝炎病毒

胸腺素α1的海外臨床試驗顯示，可讓高達四〇%慢性B型肝炎患者的e抗原與HBV-DNA消失，是相當有效的免疫調整藥。培養病毒的試管添加這種藥劑，可發揮增殖抑制效果，因此也可說是一種抗病毒藥。不過，其最主要作用是強力地讓淋巴球T細胞活性化，發揮免疫活化的效果。

淋巴球T細胞的活性化是攻擊癌細胞時不可或缺的，所以，胸腺素α1最初主要是當作抗癌藥劑使用。一般預料，這種藥劑很快會成為治療慢性肝炎與愛滋病的有效藥劑。

國外臨床試驗顯示，慢性B型肝炎患者每四人就有一人可以用這種藥劑排除血液中的病毒，這是非常不得了的成就。日本相關臨床試驗則顯示，患者之中四三%GPT值明顯改善，二七%血中病毒量減少。

胸腺素α1的免疫活化作用

胸腺素α1是從牛的胸腺萃取、精製而成的肽胜（胺基酸連結形成的物質），具有促進T細胞分化的作用。可

小知識

目前癌症免疫療法的進展如何？

針對癌症患者實施的免疫療法，主要是利用人類原本具備的自然治癒力（免疫力）治療癌症，這是一九八〇年代登場的新醫療概念。

日本從九〇年代開始有人實施癌症免疫細胞療法的基礎研究與臨床試驗。其中特別是「自體免疫細胞體外活化回植」，被發現副作用較少而且有效，一九九八年二月正式通過厚生勞働省的「高度先進醫療」認可。

對病毒發揮免疫作用的淋巴球，主要有：製造抗體的B細胞、攻擊感染細胞的T細胞以及NK細胞三種。T細胞又可分為發出攻擊指令的輔助細胞、擔任攻擊主力的殺手細胞等。

人體排除病毒所不可或缺的T細胞，之所以能產生如上述的功能畫分，主要是心臟上方胸腺作用的結果。從牛的胸腺萃取、精製而成的胸腺素α1，具有加速T細胞分化的作用，因此可強化免疫機能。

胸腺素α1目前已經在國內外許多機構進行臨床試驗，可能不久就會成為有效治療慢性B型肝炎的藥劑。

可協助淋巴球發揮作用的胸腺素α1

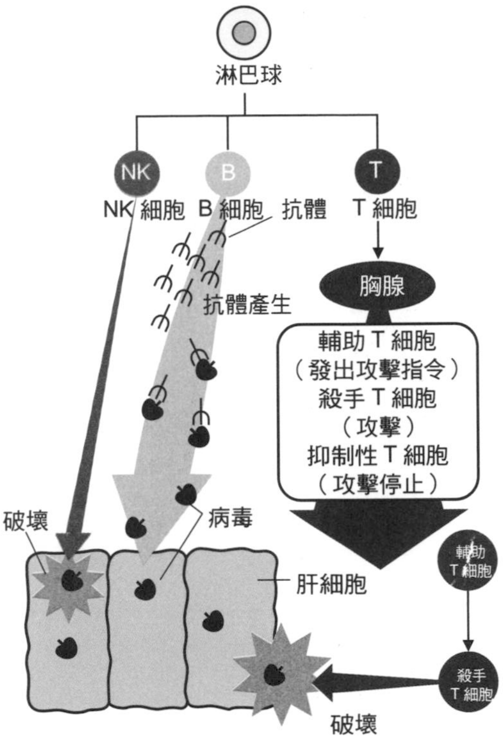

這種療法可在體外進行淋巴球培養，使之活性化，然後將這些淋巴球注入體內，提高身體免疫力，因此稱為「養子免疫療法」。這種治療方法常應用在肝癌療程，可有效防範肝臟切除之後肝癌再度發作，對於手術殘餘的微小癌細胞，也有治療效果。

有些醫師認為，免疫療法只能當作癌症手術時併用的輔助治療，但將來的發展可能性不會僅止於如此小範圍。目前正在研究各種免疫療法，其成果值得期待。

Q 複方甘草甜素是什麼樣的藥？

A 可降低GOT、GPT值的注射劑

複方甘草甜素（Stronger Neo-Minophagen C，SNMC）的主要成分是甘草甜素，這是從漢方生藥甘草萃取的成分。

甘草甜素的構造與類固醇（副腎皮質荷爾蒙）類似，可防止體內類固醇分解，強化類固醇的抗發炎作用。此外甘草甜素具有保護肝細胞細胞膜和誘導干擾素的作用，因此確實能降低GOT與GPT值。

因為複方甘草甜素具有這種效果，所以一年消耗量多達七百萬支。如果慢性肝炎患者每日注射二到三支（四十到六十毫升），開始施打之後一到二週，GOT、GPT值就會開始下降。若還不見效果，可逐漸提高到每日注射五支（一百毫升）。

若GOT與GPT值已經降低到穩定階段，複方甘草甜素的注射量與次數可酌量減少。不過，減少用量與次數，GOT和GPT值容易再度上升，因此使用這種藥劑的患者必須每週前往醫院接受醫師診斷，進行適度的調控。

小知識

肝庇護藥必須長期持續服用

不只複方甘草甜素，一般被稱為肝庇護藥的藥劑，多半只要停止治療就會出現炎症惡化的現象，所以必須長期持續服用。因此選擇使用注射複方甘草甜素作為治療藥劑時，患者得經常到醫院接受檢查。

相對的，屬於內服藥的肝庇護藥「熊去氧膽酸」（參照第176頁，又稱吾立甦錠）患者不必經常就醫，使用上方便不少。

除此之外，還有一些口

A 複方甘草甜素的副作用

持續注射複方甘草甜素之後肝功能仍未改善的患者，必須搭配使用口服藥劑。甘草甜素的構造和副腎皮質荷爾蒙的醛甾酮類似，所以長期服用複方甘草甜素會產生血壓上升以及低鉀血症導致肌肉疼痛、脫力感而無法步行等副作用。這種症狀稱為「假性醛甾酮症」，此時服用抗醛甾酮症藥劑（商品名：Aldactone A），可立刻改善症狀。

此外，甘草甜素是甘草萃取物，所以複方甘草甜素與含有甘草的漢藥（小柴胡湯等）併用，副作用會增強。與口服甘草甜素製劑併用時也必須注意。

肝庇護藥與免疫調整藥的差異

1

慢性肝炎因為肝炎產生並不充分，是一種無法完全排除病毒的狀態。

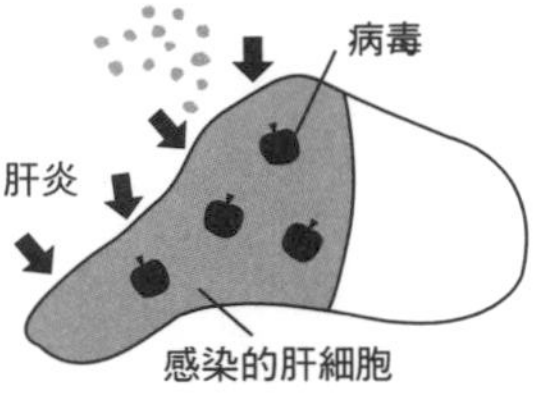

2

免疫調整藥可活化免疫力，強化肝炎，藉此方式排除病毒。此時病毒聚集的肝細胞會被破壞，因此通常會伴隨出現暫時性的GOT與GPT值上升。

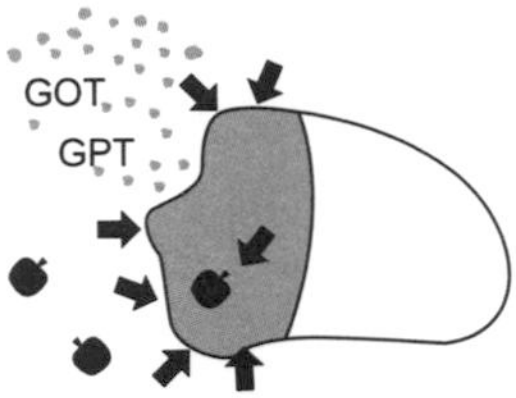

3

肝庇護藥（肝臟用藥）相反地可以抑制肝炎，降低GOT與GPT值，遏止肝硬化與肝癌進行。

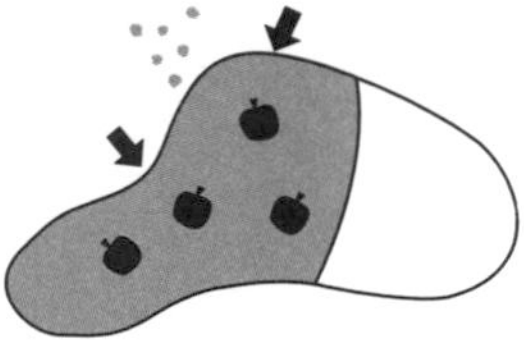

服肝庇護藥，比如牛肝臟加水分解做成的肝水解物（撲勞門腸溶糖衣錠）、小柴胡湯、甘草甜素製劑（Glycyron）、原卟啉（Prolmon）、聚烯磷脂酰膽鹼（EPL）和牛磺酸等（括弧內為商品名）。

肝水解物是利用酵素將哺乳動物肝臟分解而成的藥劑，可改善GPT值。原卟啉則可改善肝細胞的能量代謝能力，是一種機能活化藥劑。

Q 熊去氧膽酸是什麼樣的藥劑？

可改善GOT與GPT值的膽酸製劑

治療慢性C型肝炎之際，若患者不適用干擾素，或者干擾素無法發揮效果，如何控制其GOT與GPT值就變成是肝癌防治非常重要的課題。近年來眾所矚目的藥劑是以膽汁的主成分「膽酸」做成的熊去氧膽酸。

熊去氧膽酸是目前常用的膽結石治療藥劑。過去的做法是，慢性肝炎患者每日投藥一百五十毫克，但是無法降低GOT與GPT值。反之，原發性膽汁性肝硬化患者每日投藥六百毫克，效果非常顯著，慢性肝炎患者同樣投藥量，也有明顯效果。

熊去氧膽酸對於治療慢性C型肝炎的效果，經過各種雙重盲點實驗已經得到確認，連續四個月到一年、每日服用六百毫克，GOT值與γ-GPT值可以改善。

內服藥、使用簡便是最大的優點

屬於肝庇護藥的熊去氧膽酸，和複方甘草甜素一樣，無法減少體內病毒量。即便與干擾素併用，還是無法提高

小知識

熊膽是什麼樣的民間藥？

日本自古以來的漢方藥劑，就有許多人利用熊膽治療肝病、膽結石與胃腸病。其做法是將冬季捕獲的日本黑熊頸部綁緊，取出其膽囊之後，刮除周圍的脂肪，然後將膽囊用木板夾住，使之乾燥。

熊膽是膽汁的固體成分，當然含有大量膽酸，特別是其中也含有熊去氧膽酸約二〇%。之所以含有如此大量熊去氧膽酸，乃是因為為了冬眠，熊大量攝取脂肪

排除病毒的機率。不過，因為能促進膽汁分泌、幫助脂肪消化，所以能增加肝臟血液流動，發揮保護肝細胞的作用。

原因是熊去氧膽酸比其他膽酸更能溫和促進脂肪消化作用，膽酸內部的熊去氧膽酸所占比率增加，其他膽酸對身體造成的障礙就會減輕。以它做為原發性膽汁性肝硬化治療藥劑之後發現，熊去氧膽酸具有抑制過剩免疫力的作用。熊去氧膽酸副作用相當少，而且可做成錠劑，使用簡便，是其優點。

因為接近生藥，所以常和其他療法併用，是改善慢性肝炎患者的GOT與GPT值不可或缺的藥劑。目前醫界正嘗試讓這種藥劑與複方甘草甜素、小柴胡湯等發揮併用的效果。

動物性生藥的 GOT、GPT 改善效果

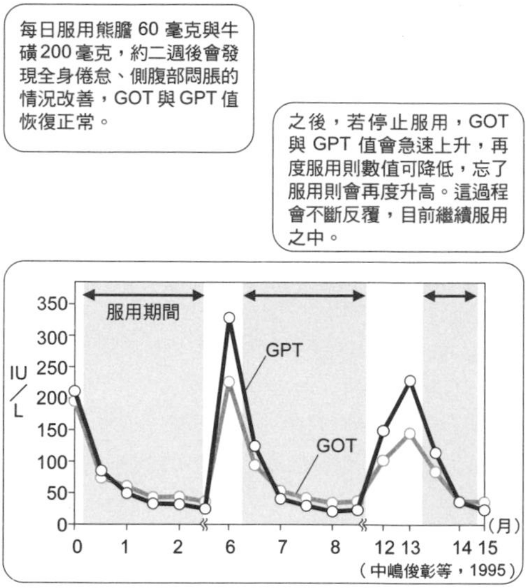
每日服用熊膽 60 毫克與牛磺200毫克，約二週後會發現全身倦怠、側腹部悶脹的情況改善，GOT 與 GPT 值恢復正常。
之後，若停止服用，GOT 與 GPT 值會急速上升，再度服用則數值可降低，忘了服用則會再度升高。這過程會不斷反覆，目前繼續服用之中。
服用期間
GPT
GOT
IU／L
350
300
250
200
150
100
50
0
0
1
2
6
7
8
12 13
14 15
(月)
（中嶋俊彰等，1995）

所致。除了日本黑熊之外，其他動物的膽囊都不具備這種成分。

此外，熊膽也含有豐富的牛磺酸。一般認為，這種成分可能具有改善肝臟疾病的效果。

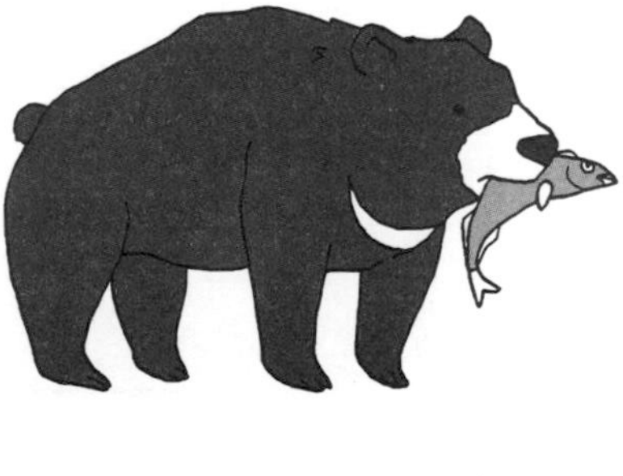

Q 小柴胡湯／牛磺酸／聚烯磷脂醯膽鹼是什麼？

A 對慢性肝炎有效的中藥「小柴胡湯」

慢性肝炎中藥治療效果很早就受到矚目，包括小柴胡湯、大柴胡湯和十全大補湯等，都是備受重視的藥劑，被詢問「請推薦一劑對治療慢性肝炎有效的中藥」時，幾乎所有醫師都會推薦小柴胡湯。

小柴胡湯是柴胡、黃芩、半夏、甘草、人參、大棗、生薑七種生藥調配成的中藥，具有保護肝細胞膜、抗發炎、促進產生抗體等作用。

慢性C型肝炎患者單獨投予干擾素而無效時，美國醫院做法多半是併用三唑核苷與胸腺素α1等，日本則常併用中藥特別是小柴胡湯等。

不過，另有醫學報告指出，小柴胡湯會產生副作用，因此有醫師認為，併用這種中藥相當危險（參照下方專欄）。但基本上，若能避免對慢性肝炎、過敏體質與高齡患者施藥，小柴胡湯確實可以改善肝功能。

A 證明對急性肝炎有效的「牛磺酸」

牛磺酸是一八二七年從小牛膽汁發

小知識

小柴胡湯有什麼副作用？

過去曾傳出單獨服用小柴胡湯患者產生間質性肺炎的病例報告，因此日本厚生省對全國各醫療院所發出緊急通報，加上媒體大肆報導，小柴胡湯一度被列入黑名單。

所謂間質性肺炎，主要是肺細胞壁產生浮腫的疾病，患者會有發高燒、乾咳、喘氣等狀況，若未即時治療可能致死。服用小柴胡湯導致間質性肺炎的多半是六十歲以上高齡患者，其中現的胺基酸。人體體內也可以形成，所以不算是必需胺基酸，但肝臟內部能促成牛磺酸的酵素活性接近零，所以牛磺酸可說扮演著必需胺基酸的重要機能。

牛磺酸具有促進膽汁分泌、抑制過氧化脂質和安定肝細胞等作用，也可改善急性肝炎伴隨的膽汁鬱滯、GOT與GPT值惡化問題。其效果已經經過雙重盲點實驗確認，急性肝炎患者每日投藥牛磺酸四·五公克，GOT、LDH和膽汁鬱滯導致ALP與LAP數值居高不下的情況明顯改善。

目前慢性肝炎的肝庇護藥劑多半已經通過雙重盲點實驗。但相對的，證明對急性肝炎有效的藥劑只有牛磺酸。

對改善脂肪肝有效的「聚烯磷脂酰膽鹼」

聚烯磷脂酰膽鹼（又名必需磷脂，商品名：EPL）是大豆萃取的磷脂質，具有讓肝細胞細胞膜機能正常化的作用。肝細胞膜內部有能分解中性脂肪的脂肪分解酵素，EPL則可讓這種酵素活性化，促進體內累積的中性脂肪加速分解。

因為具有這種特質，EPL能降低慢性肝炎患者的GOT與GPT值，對於改善肥胖、高脂血症所伴隨的脂肪肝效果更是顯著。EPL在日本上市已經接近三十年，但直到近年來其價值才備受重視。

有的原本就罹患慢性肝炎或者有過敏體質。相關病例顯示，致病率只有十萬分之四。

另一方面，間質性肺炎發症率為十萬分之三，所以小柴胡湯容易導致間質性肺炎的說法並沒有根據。

和其他肝病藥劑相比，小柴胡湯其實副作用較少，醫界其實不必被媒體誤導，而不敢使用這種藥劑。

Q 抗氧化壓力療法與瀉血療法是什麼樣的療法？

可抑制活性氧的抗氧化壓力療法

人體呼吸之際吸入體內的氧氣，約有二%是結構不安定的活性氧，容易依附有毒物質與病原菌，產生氧化與破壞作用。若因某種原因體內活性氧大量產生，就可能開始攻擊臟器與器官的細胞，使之氧化而破壞身體。因此與健康有關的雜誌、電視節目常出現「活性氧致癌性」這個話題。如何抑制體內活性氧對細胞發動攻擊（造成氧化壓力），確實是非常重要的課題。

人體最大的臟器肝臟雖然具備抗氧化酵素，但若活性氧產生過度，還是會因為抗氧化酵素不足使得肝細胞受到破壞，於是產生纖維化與致癌等現象。若要保護肝臟不受活性氧破壞，可實施抗氧化療法，主要是複方甘草甜素、熊去氧膽酸和瀉血療法等。

可減少肝臟含鐵量的瀉血療法

肝臟內部鐵含量增加過多時，容易和活性氧產生反應而破壞肝細胞。肝臟乃是人體含鐵量最多的臟器，若活性氧大量產生，肝細胞就容易因此受損。

小知識

也可接受營養師的建議，實施低鐵飲食療法

瀉血療法多半搭配低鐵飲食療法實施。所謂低鐵飲食療法，就是將每日鐵攝取量控制在五到七毫克（日本人的平均值為一日十一毫克）的療法。但要將食物中的鐵質成分排除，並不容易。

要確實掌握自己攝取多少含鐵食物，門診患者的可行做法是，幾個月實施一次，連續三天（九頓飯）攝取的食物全部拍照，拿到醫院請營養師幫忙計算自己鐵人體內約有七〇%的鐵存在於紅血球。因此，在不造成貧血的前提下，適度實施瀉血療法，肝臟內部過剩的鐵就會釋放並用來製造和合成白血球，從而改善肝臟機能。特別是C型肝炎病毒（HCV）的核心蛋白質容易吸納鐵，所以慢性C型肝炎患者肝臟的鐵含量通常比慢性B型肝炎患者還多，因此更適合使用瀉血療法。

最初是因為發現慢性C型肝炎患者發生胃或十二指腸出血、貧血狀況時，GOT與GPT值反而會改善，才產生所謂的「瀉血療法」。日本北陸大學藥學部等機構的臨床治療報告顯示，實施瀉血療法可讓患者的GPT值從平均的一二七IU／L降為七九IU／L，降幅高達三八%。而且男性特別有效，主要原因是男性沒有月經等體內血液與鐵質定期排出體外的狀況，肝臟內部存在更多的鐵。

肝庇護藥與瀉血療法改善 GPT 的效果

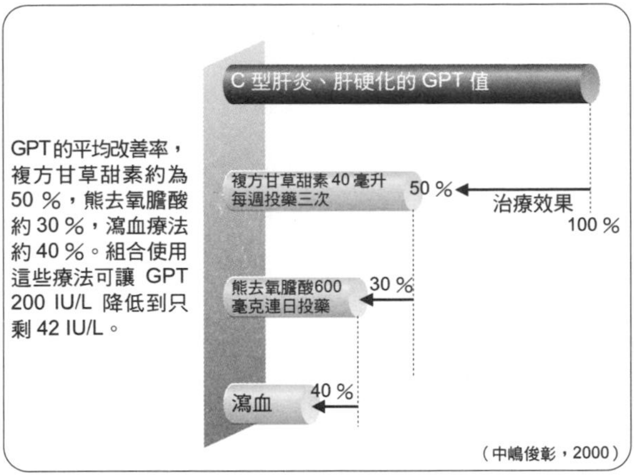

GPT的平均改善率，複方甘草甜素約為50 %，熊去氧膽酸約 30 %，瀉血療法約 40 %。組合使用這些療法可讓 GPT 200 IU/L 降低到只剩 42 IU/L。

（中嶋俊彰，2000）

的攝取量。調整的原則是，每日最好不超過七毫克。

搭配實施瀉血療法與低鐵飲食療法，稱為「除鐵療法」。干擾素投藥無效或因為副作用中斷的患者，若實施除鐵療法，患者的GPT值可能就會立刻下降，三個月之後則有六成患者恢復正常值。

瀉血療法無法驅除肝炎病毒，但可抑制慢性C型肝炎惡化，具有預防肝硬化與肝癌的效果，因此相當受到期待。

內視鏡治療是什麼樣的治療方法？

內視鏡食道靜脈曲張硬化療法

食道靜脈曲張的致病原因主要是門脈高壓症，歐美相關患者多半用肝臟移植的方式讓肝臟血流恢復正常，但在對症療法發達的日本，利用內視鏡治療食道靜脈曲張已經成為優先選擇。

內視鏡食道靜脈曲張硬化療法（ＥＩＳ）的做法是，從口腔將內視鏡放入食道內，用導管尖端的針刺進靜脈曲張，注入硬化劑而讓靜脈曲張固化。每週實施一次，一次平均反覆進行三到四回。ＥＩＳ也可以預防食道靜脈曲張。

特別是曾出現靜脈曲張出血的人，半年內再度出血的機率相當高，為了預防再度出血，許多醫師為患者實施這種療法。

不過，即使一度固化而消失，靜脈曲張還是會在別的地方出現。若再度發作而反覆實施ＥＩＳ，可在離開食道表面之處形成血流繞道，降低大出血的危險性。

內視鏡食道靜脈曲張結紮術

內視鏡食道靜脈曲張結紮術（ＥＶＬ）是一種利用內視鏡尖端吸附靜脈

小知識

利用外科手術治療食道靜脈曲張的方法

早期內視鏡治療方法尚未普及，治療食道靜脈曲張多半得開刀，但目前這種疾病的治療工作都已漸漸從外科移到內科。不過，因為再發率較低，仍有許多患者選擇接受外科手術。

食道靜脈曲張手術中最常見的是食道遮斷術與胃上部血行遮斷術。

食道遮斷術乃是將食道切離再縫合的手術，能將貫穿食道肌肉的靜脈與從黏膜

食道靜脈曲張內視鏡的治療

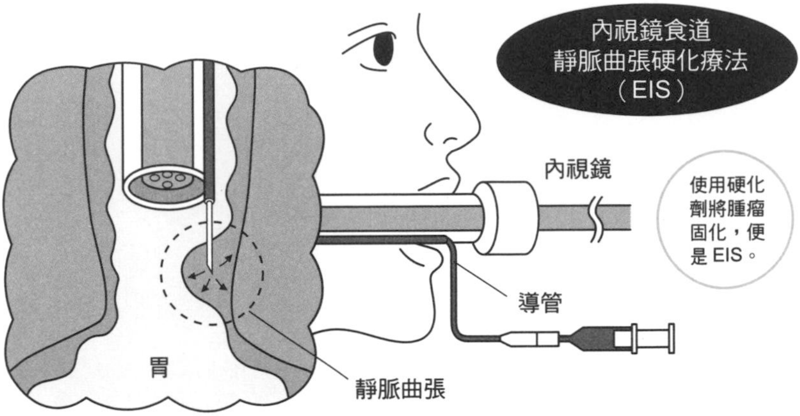

曲張，以O-ring這種特殊橡皮圈綁住靜脈曲張根部使之壞死的療法。止血效果非常好，因此成為出血之際緊急治療的優先選擇。

EIS與EVL目前是食道靜脈曲張標準療法。同樣是門脈高壓症導致的胃靜脈曲張患者，因為多半會形成連結胃與腎臟的巨大血流繞道現象，所以內視鏡療法效果有限。

此外，食道靜脈曲張患者之中有的屬於棍棒型靜脈曲張（直徑較粗）、同時出現腹積水的難治性靜脈曲張或者出血較多而EVL難以止血的靜脈曲張，也不適合內視鏡治療，而應選擇放射線治療（參照第184頁）。

下方突起的靜脈曲張完全摧毀。胃上部血行遮斷術則可將胃上部往食道方向突出的靜脈曲張，切離胃與食道。

此外，食道靜脈曲張手術進行之際，有時必須實施從門脈往心臟方向的大靜脈血管繞道手術，或實施降低往食道或胃方向血流壓力的血管吻合術。食道靜脈曲張是自然形成的側支血行路，因此這項手術是以人工方法另外製造側支血行路，以分散血流。上述各種手術都會對患者身體造成重大負擔，因此只適用於肝功能良好的病患。

Q 放射線治療是什麼樣的療法？

A 經皮經肝食道靜脈曲張栓塞術

門脈高壓症導致的食道靜脈曲張之中，有些會形成棍棒狀粗大靜脈曲張。此時很難實施有效的內視鏡治療，因此必須實施放射線治療。這裡的放射線治療並不是直接針對靜脈曲張照射放射線，而是一種運用放射線血管造影技術的治療方法。

經皮經肝食道靜脈曲張塞栓術（PTO）的做法是，在超音波引導下，將導管從皮膚刺入體內，延伸到肝臟並且插入門脈內部，一直來到靜脈曲張的位置。導管抵達患部時，入口位置用金屬線圈、硬化劑、酒精等等進行栓塞治療。附帶一提，所謂「經皮」，指從身體外側實施治療。PTO止血效果相當好，是無法進行內視鏡緊急治療時的第一優先選擇。

A 汽球下逆行性經靜脈栓塞術

汽球下逆行性經靜脈栓塞術（B-RTO）主要是針對胃靜脈曲張的治療方法。做法是從大腿靜脈等處插入導管，一直延伸到腎臟與胃之間形成的血管繞道部位，然後注入硬化劑。接下來

小知識

具預防肝癌效果的維生素K

肝臟同時也是生產體內止血因子的臟器。若肝功能降低，當事人容易出現流鼻血、牙齦出血以及皮下出血等狀況，出血就血流不止。

食道靜脈曲張破裂時之所以容易產生大出血，主要也是患者體內止血因子減少，血液不易凝固。要改善這種狀態，必須經常實施維生素K靜脈注射。

另一方面，肝癌容易在體內形成PIVKA—II這種物質。PIVKA—II是

用汽球阻塞出口約三十分鐘，讓包括靜脈曲張在內的血管繞道問題自動消除。

這是一種胃靜脈曲張根治性相當高的療法，但因為失去血管繞道，容易導致門脈高壓症而使靜脈曲張惡化，必須注意。

經頸靜脈肝內門脈分流術

經頸靜脈肝內門脈分流術（TIPS）的做法是將導管從頸靜脈放入體內，一直拉到肝靜脈、通過肝實質而把八至十公釐粗細金屬製線圈留置在肝靜脈與門脈之間。利用這種人工側支血行路可以降低門脈壓，改善靜脈曲張與腹水症狀。不過，人工側支血行路太粗可能導致部分門脈血流入肝靜脈，引起肝性腦症。此外，重症肝硬化患者也不可使用這種療法。

不論內視鏡治療還是PTO、B-RTO治療，都無法降低導致食道與胃部產生靜脈曲張的門脈壓，相對的，TIPS可以徹底降低門脈高壓症，有效根治靜脈曲張。但這種療法實施難度相當高，患者最好選擇大學教學醫院等級的醫療機構實施。

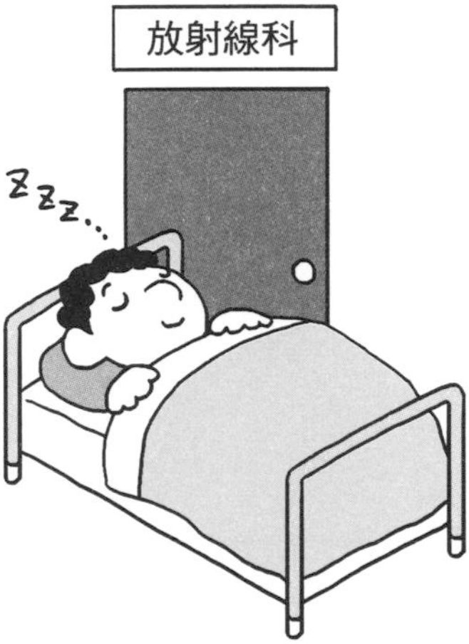

一種肝癌腫瘤指標，健康的人體內維生素K不足也可能出現這種物質。因此醫學專家懷疑，維生素K和肝癌關係密切。

腫瘤指標（PIVKA—II）的數值，通常和肝癌浸潤血管的嚴重程度成正比。肝功能下降時止血因子會減少，因此肝癌和止血因子的關係可能也很密切。也許不久的將來就可確認維生素K的肝癌預防效果。

Q BCAA顆粒藥可以治療什麼疾病？

A 可左右肝硬化預後的血中費希爾比

罹化肝硬化的人，血中費希爾比明顯降低。所謂血中費希爾比，指血液內部的BCAA（支鏈胺基酸）與AAA（芳香族胺基酸）比例，若這項比例降低，當事人預後就會惡化。未滿十歲的患者沒有進行治療，幾乎半數會在一年之後死亡。

代表肝硬化患者嚴重程度的柴爾德分類，與血中費希爾比同比例。健康時可維持三到四的血中費希爾比，柴爾德B時會降到一・八以下，柴爾德C時更降到一・〇以下。因此肝硬化患者血中費希爾比能否改善，非常重要。血中費希爾比降低多半是肝臟受損導致蛋白質代謝不足，患者必須以飲食補充足夠的蛋白質。不過，已經降低的血中費希爾比，只靠飲食療法通常無法改善。

此時登場的就是BCAA顆粒藥（商品名：LIVACT Granules）。

A 可改善腹積水與肝性腦症等各種症狀

BCAA顆粒藥完全由BCAA這種成分構成，一日服用三次可攝取十二

小知識

母乳是C型肝炎與肝癌的特效藥？

初乳（剛開始授乳的母乳）一百毫升含有一公克的「乳酰肝褐質」，母乳一百毫升則含有〇・一毫克，這是牛乳也含有的蛋白質成分。根據橫濱私立大學市民綜合醫療中心的臨床試驗，乳酰肝褐質具有抑制肝炎病毒作用的效果。

臨床試驗的內容是，讓干擾素無法發揮效果的慢性C型肝炎（1b型）患者四十人分為兩組，一組併用干

公克的支鏈胺基酸。持續服用BCAA顆粒藥的人，血中費希爾比會提高，等比例地改善血清白蛋白質。此外，包括腹水在內，全身倦怠感以及容易疲勞等肝病特有症狀也會改善。

根據某醫學報告，飲食療法若能攝取足夠蛋白質，血中費希爾比可停留在三・二的正常值，若搭配服用BCAA顆粒藥，更可以提高到四・八以上。此外，除非已經出現重症的肝功能病變，否則BCAA顆粒藥一般認為也有預防肝性腦症的效果。

BCAA 顆粒藥的效果

罹患低白蛋白血症導致腹水的柴爾德 B（代償不全性肝硬化）患者，服用 BCAA 顆粒藥之後，血中費希爾比上升，血清白蛋白與血清總蛋白質獲得改善，腹水等症狀的出現機率也減少。

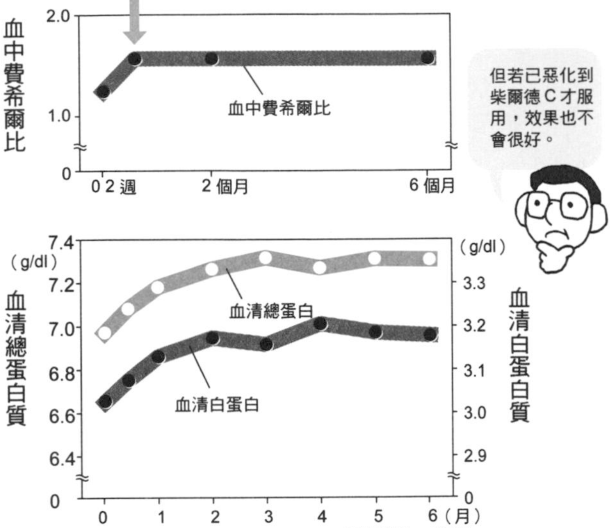

（武藤泰敏，1989）

擾素、三唑核苷和乳酰肝褐質錠劑；另一組只有乳酰肝褐質使用偽藥，其餘兩種藥物相同。

半年之後停止治療，再經過半年調查其結果，發現服用乳酰肝褐質錠劑的患者，二六％病毒消失，服用偽藥的患者，病毒消失率則只有一五％。

最近更有醫學專家指出，乳酰肝褐質具有抗癌作用。雖然尚未得到確切結果，但相關研究備受期待。

Q 比菲德氏菌腸溶膠囊的作用是什麼？

A 可抑制高氨血症的比菲德氏菌

肝硬化併發症有一種是非常危險的肝性腦症。導致肝性腦症的原因除了芳香族胺基酸（AAA）增加，體內氨增加也是不可忽略的問題。大腸的腐敗菌分解胺基酸時，容易產生氨氣，由腸管吸收而進入門脈。若肝硬化導致肝功能降低，就無法分解進入肝細胞的氨，這些氨巡迴全身就可能傷害腦神經細胞。

為了抑制大腸內部產生過多的氨，醫學界開發出所謂的「比菲德氏菌腸溶**膠囊**（商品名：Bifina）」。比菲德氏菌雖然可以從優格等食品取得，但進入消化道幾乎都會被胃酸消滅，只有極少部分能抵達大腸。反之，一顆比菲德氏菌腸溶膠囊可保護二十億個比菲德氏菌順利抵達大腸。服用這種膠囊之後，腸道內比菲德氏菌明顯增加，兩週後糞便中的氨約可減半。而且即使長期服用也無副作用，確實是預防肝性腦症良藥。

A 增加乳酸菌而讓腸道內部轉為酸性

大腸內約存有一百種、一百兆個細菌，其中有的是乳酸菌（好菌），有的

小知識

什麼是肝硬化患者的鋅補充療法？

肝臟會把對身體有害的氨轉化成為無害的尿素。促進肝臟內部進行氨代謝的酵素，名為OTC。不過，體內沒有足夠的金屬元素鋅，這種酵素就無法充份發揮作用。

根據最近的研究，肝硬化患者血液內鋅的濃度約比健康的人低三〇%。原因是患者小腸吸收能力減弱，無法充分吸收食物之中的鋅，也有些是患者肝臟吸納鋅的

是腐敗菌（壞菌），彼此不斷鬥爭。比菲德氏菌等乳酸菌占優勢，腸道呈現酸性。腐敗菌占優勢的腸道，則呈現鹼性。因此讓腸道呈現酸性，可抑制腐敗菌繁殖。

此外，比菲德氏菌能吸收腐敗菌產生的氨，用來合成蛋白質。因此服用比菲德氏菌膠囊，可說是一舉兩得。能確實抵達大腸的比菲德氏菌腸溶膠囊，堪稱是能將比菲德氏菌效果發揮到最大的藥物。

比菲德氏菌腸溶膠囊的氨抑制效果（每顆含二十億個比菲德氏菌）

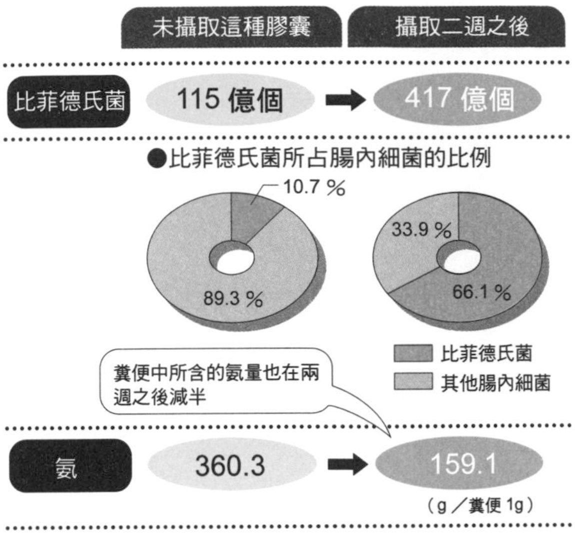

（李雲駝等，1995）

能力減弱所致。

因此某些醫院會合併使用BCAA顆粒藥劑，讓肝硬化患者補充鋅，效果相當正面。根據一項針對鋅不足導致肝硬化患者三十人所做的調查顯示，併用鋅的療法，可讓三個月後患者血中氨濃度明顯降低，比傳統胺基酸療法更有效。

不過，目前「鋅補充療法」這種治療在日本還無法取得健保給付，醫療成果的相關數據與研究，也有待進一步建立。

Q 肝動脈栓塞療法是什麼樣的療法？

針對肝癌「斷其糧道」的肝動脈栓塞療法

正常肝細胞可接受來自門脈與肝動脈的血液供給，但肝癌變大就會變成只能得到來自肝動脈的血液（營養）。利用這種性質，近來日本醫學機構開發出「肝動脈栓塞療法」（TAE）。隨著最新技術與器具（導管）不斷開發出來，這種療法近來已經非常普遍。

針對肝動脈進行栓塞，首先必須從大腿鼠蹊等部位動脈插入導管，讓凝膠海棉等栓塞物質流入供給癌細胞營養的動脈。肝動脈栓塞療法實施之後患者容易出現發燒、腹痛與GOT、GPT值上升現象，原因是這種手術多少會殺死癌細胞周圍組織。

有些人會擔心塞住肝動脈會不會造成整個肝臟無法取得血液而壞死。但事實上，沒有罹患癌症的肝臟部分仍可從門脈與肝動脈獲得營養供給。換言之，只有癌細胞周圍失去血液供應而壞死、沒有癌細胞的部分仍可獲得門脈血液供應而維持正常。

肝動脈栓塞療法的適用條件

肝動脈栓塞療法的優點是即便肝癌

小知識

怎樣告知病患罹患癌症？

醫學不斷進步，癌症治療方法也日新月異，現在已經不是發現癌症就必須等死的時代。臨床醫療方面，醫學界也普遍建立「說明與同意」的共識與做法。也就是實施醫療之前，醫師必須先向患者說明醫療內容，取得患者的理解與同意才展開治療。

以癌症治療為例，不告知患者罹患癌症可能讓病患家屬窮緊張，患者本人也無法面對突然死亡的狀況，更變大或者多發，仍可照常實施。反之，直徑二公分以下的早期肝癌，效果仍不明顯，臨床上反而不太使用這種療法。

肝功能極度降低的代償不全性肝硬化患者，也不可實施肝動脈栓塞療法。

肝動脈栓塞療法

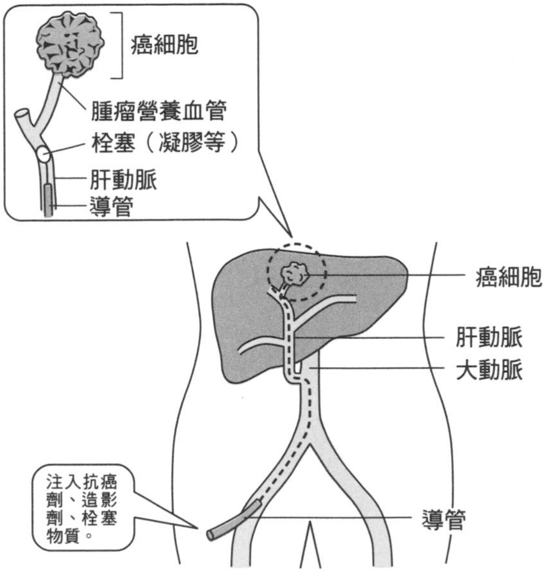

若肝癌已經塞住門脈，實施此一療法可能阻斷門脈與肝動脈血流，導致正常組織大範圍壞死，故此時不宜實施。

有時為保護正常部位，即使實施肝動脈栓塞療法也無法讓肝癌周圍細胞全部壞死，如此一來很容易在同一個部位再度產生癌細胞。為了補救這項缺點，有些醫師會併用經皮酒精注射療法（參照第192頁），利用極細的導管，針對肝癌周邊細小肝動脈實施周密的「亞區域栓塞術」。

難以承受副作用強的治療。

反之，提早告訴患者罹患癌症，醫師比較能和患者商量治療方針與計畫，讓病患選擇希望的治療方式。所以近來醫界一般做法是，盡早讓患者了解罹患癌症的事實，更有不少懷疑罹患癌症的病人事先要求醫師，「如果真的罹患癌症，請說無妨」。

Q 經皮酒精注射療法與經皮微波凝固療法是什麼療法？

A 經皮酒精注射療法

肝動脈栓塞療法多少會犧牲正常肝細胞，經皮酒精注射療法與經皮微波凝固療法，則能精準消滅癌細胞，是一種效率非常高的局部性治療方式。經皮酒精注射療法（PEIT）的做法是，利用超音波檢查確認肝癌的位置之後，將專用針刺入腹部，然後把高濃度的酒精直接打到癌細胞上面。這些酒精接觸到癌細胞之後，會讓該部位蛋白質產生變性凝固，導致肝癌組織迅速壞死。

不過，酒精進入靜脈會有副作用的危險，使用量須有所限制。一般而言，只有癌細胞直徑三公分以內、部位不超過三個才可適用。近來有醫師嘗試用於直徑更大癌細胞的治療技術，甚至連無法用超音波檢查確認癌細胞位置的地方，也漸漸可以實施這種治療。

經皮酒精注射療法對肝功能的影響有限，因此即便柴爾德C的患者也可使用，堪稱是普遍性相當高的治療方法。

A 經皮微波凝固療法

經皮微波凝固療法（PMCT）的做法是，利用超音波檢查導引的方式，

小知識

經皮酒精注射療法必須入院才能實施

經皮酒精注射療法是一種普通病房就可實施的治療，患者甚至不必住院。實施之際患者有時會產生腹部不適和發燒等副作用，所以接受這項治療的患者，最好先留在醫院或診所休息半天左右，確認沒有問題再回家。

也有醫師建議患者實施經皮酒精注射療法之前，先辦理入院。原因是這種治療方法通常很難一次解決全部

讓附有微波電極的專用針刺入肝臟，燒灼肝癌組織使之壞死。微波爐的微波則屬於高周波，可有效集中熱能，針對物品進行加熱。

因為微波所及的範圍有限，這種做法適合直徑三公分以下肝癌患者。比如，直徑二公分以下肝癌患者只須進行六十秒的照射，就有很不錯的肝癌細胞壞死效果。而且若能以超音波檢查確認肝癌細胞營養動脈的位置，也可以實施該動脈燒灼手術。

若肝癌靠近肝臟表面，可併用腹腔鏡檢查，稱為腹腔鏡下微波凝固療法（LMCT）。

經皮酒精注射療法

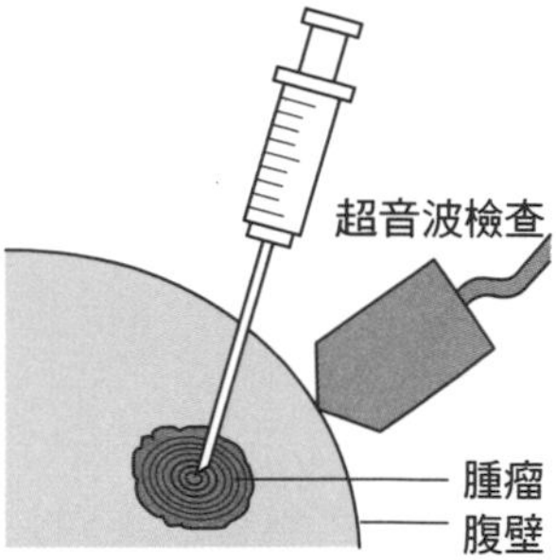

利用超音波確認癌細胞位置之後，從腹部打針，將酒精直接注入癌細胞部位。這種做法可讓癌細胞瞬間凝固而壞死。通常適用於直徑 3 公分以下、不超過三個的癌症部位。

經皮微波凝固療法

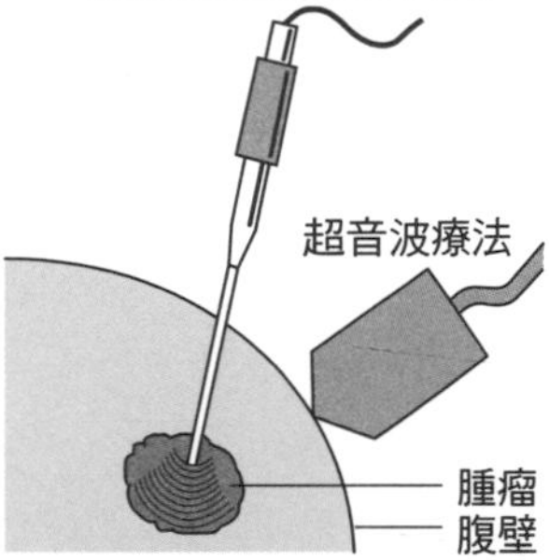

一面用超音波檢查確認癌細胞位置，一面刺入長長的電極針。利用微波產生高熱，就可燒灼癌細胞使之壞死。這種療法對於患者身體負擔較輕，但因為治療部位溫度非常高，可能連周圍正常組織都受到傷害。

問題，必須反覆實施。

其做法是，每次將二到六毫升的酒精注入患部，每週實施二次。基本上總計得進行五到六次治療，因此醫師多半建議住院二週左右。

針刺之後疼痛感會持續數日。如果患者本人不希望入院接受治療，醫院通常也會接受。換言之，進行注射之際病人再向醫院診所報到即可。

Q 經皮無線電頻燒灼術是什麼樣的治療方法？

A 利用電波振動燒灼肝癌細胞

經皮無線電頻燒灼術（PRFA）的做法是，先利用超音波檢查確認患部位置後，從體外把會發出電波的電極針刺入肝臟，利用頻率高達四五〇kHz（千赫）的電波將肝癌細胞燒灼、處理掉。雖然類似經皮微波凝固療法，但經皮無線電頻燒灼術能燒灼的範圍比微波療法更大，一次治療就能破壞三公分左右的癌細胞組織。此外，因能以接近球形的形狀讓癌細胞壞死，所以治療效果更好。經皮無線電頻燒灼術一次治療時間只需一到二小時，患者隔日就可下床步行。二到三日之後利用CT確認其效果，若發現還有肝癌，還可追加燒灼。正因為殘存的癌症容易進行追加治療，許多病例都可得到不錯的局部根治效果。

A 經皮無線電頻燒灼術將可能成為未來癌症治療主要方法

經皮無線電頻燒灼術自一九九九年日本開始普及起，到二〇〇四年四月成為健保給付對象為止，全國已有超過七百個醫療院所實施過這種手術，預期將

小知識

經皮無線電頻燒灼術適用的條件

經皮無線電頻燒灼術一般適用對象是肝癌大小直徑三公分以內、總計不超過三處的患者。不過，若醫師對這種治療方法熟練且患者肝功能良好，肝癌大一點、數目多一點也無妨。此外，即便肝硬化患者與高齡患者，也可實施這種治療。

這種方法看起來雖然簡單，但患部靠近膽囊、消化道與血管，易引起併發症，仍須注意。

成為未來治療肝癌的主流方法。

根據東京大學醫學部附屬病院消化器內科統計，原發性肝癌患者實施經皮無線電頻燒灼術，一年存活率為九五%，二年為八八%，三年為七八%，四年為六八%，五年為五六%。

經皮無線電頻燒灼術對於肝轉移性癌也很有效，美國有許多醫師用以治療從大腸癌轉移的肝癌。肝轉移性癌纖維組織特別多，實施經皮酒精注射療法效果不佳，以熱進行燒切的經皮無線電頻燒灼術則有不錯效果。

此外，即便實施經皮無線電頻燒灼術的患者，五年內仍有約八〇%肝癌再度發作。這項比例和外科切除手術相當，只能說這是容易再度發作肝癌患者的宿命。不過，經無線電頻燒灼術治療過的部分很少再度出現癌細胞。

經皮無線電頻燒灼術

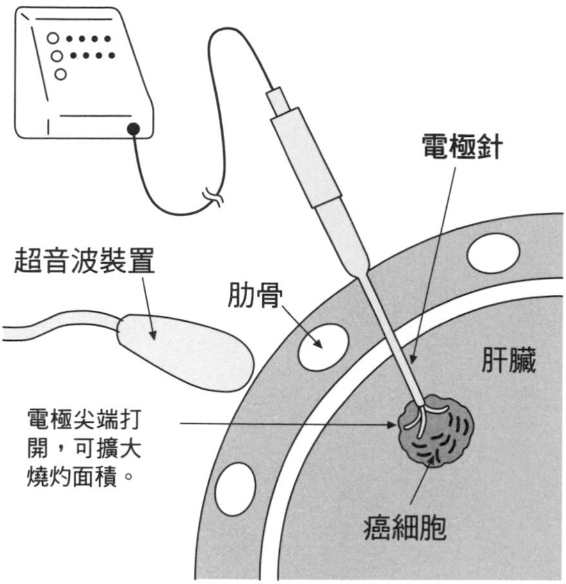

除此之外，使用這種治療方法必須符合下列幾項條件。

首先是患者沒有血管被肝癌浸潤的現象，沒有明顯出血傾向，也沒有無法控制的腹水問題。

可進行外科切除手術的情況，若患者不希望切除肝臟，也可實施這種療法。

若肝癌出現在橫隔膜正下方，利用超音波檢查可能無法看清楚患部，此時可以注入人工胸水，讓肺部收縮上抬，以便看清楚患部。

Q 抗癌劑的肝動脈注射療法是什麼樣的治療方法？

A 將抗癌藥劑直接打入肝動脈

肝癌是一種抗癌藥劑不容易產生效果的癌症。若以普通點滴注射方式讓抗癌藥劑循環全身，肝臟以外的臟器接觸同樣濃度的抗癌藥劑，容易因此產生嚴重的副作用，肝癌治療效果卻有限。

因此有人開發將導管延伸到肝動脈、直接把抗癌藥劑注入肝動脈的「肝動脈注射療法」。因為能精確地將高濃度的抗癌藥劑注入肝癌部位，不讓藥劑流入其他臟器，副作用明顯降低。

一般的做法是，從大腿動脈或鎖骨下動脈將導管植入體內，延伸到肝動脈的位置，又把導管尾端的藥劑容器植入前胸部或大腿皮下。然後利用這種容器將5-氟尿嘧啶（5-FU）等抗癌藥劑注入肝癌部位。這種所謂「保留（reservoir）療法」持續投藥的話效果更好，可以持續二十四小時注入5-FU，連續注射五日。

「保留療法」最容易產生效果的情況是肝臟兩葉出現超過十個以上的肝癌，或者癌細胞已經浸潤門脈。

A 併用干擾素可讓癌症消失？

小知識

肝動脈注射療法的適用條件與效果

搭配使用「抗癌藥劑保留肝動脈注射療法」與干擾素的療法，仍有適用條件。這種療法基本上讓肝癌細胞消失或縮小（也就是有效果）的比例接近五〇％，主要問題在於治療之前難以預測療效有多高。

因此通常是其他方法都已經無效的進行性肝癌患者，適合實施這種療法。具體情況如：肝臟內部已經產生無數癌細胞集團，或者癌干擾素是驅除肝炎病毒常用的抗病毒藥劑。不過，最近醫界發現，併用抗癌藥劑5-FU與干擾素，可讓癌細胞消失。

原本抗癌藥劑與抗病毒藥劑不可混用，所以兩者併用屬於特殊療法，只能運用在束手無策的癌症末期患者身上，不過，卻發現效果不錯。

日本大阪大學臨床治療統計，進行性肝癌患者實施5-FU與干擾素併用療法，約二〇%肝癌消失，三〇%大幅縮小，五〇%無效果。雖然仍無法確定具有療效，但今後更深入研究應該可以建立明確的適用基準。

抗癌藥劑的肝動脈注射療法

將實施肝臟動脈注射療法用的藥劑容器埋入皮下。

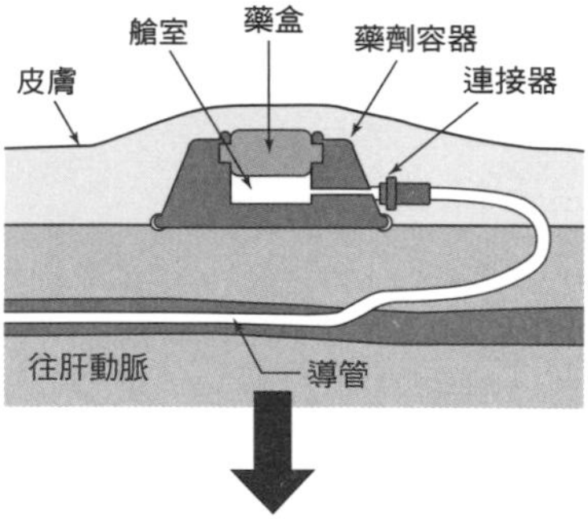

進行治療之際，從皮膚往藥盒刺入注射針，將抗癌藥劑注入艙室。

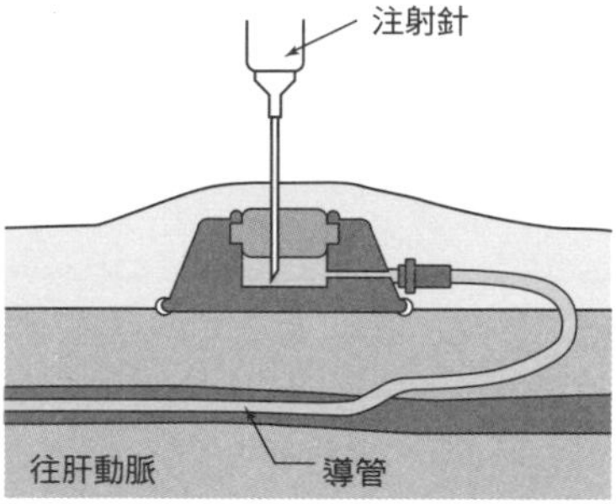

細胞已經浸潤門脈（右枝、左枝或本幹）。

不過，若癌細胞已經轉移其他臟器，即使使用肝動脈注射療法，也無法充分將高濃度抗癌藥劑送抵患部，因此這類患者不適合實施這種療法。除此之外，腹水與黃疸現象難以控制的患者也不適合。

若這種療法不見效果，可將抗癌藥劑從5-FU改成其他藥劑再試看看。若併用抗癌藥劑與干擾素，有時會出現意外效果。所以接受其他療法而無效的患者，不妨試看看。

Q 什麼情況適合實施外科切除療法？

局部再發狀況較少的外科切除療法

外科切除療法是最容易根治肝癌的治療方法。不過，手術之後非常疼痛加上住院期間拉長，帶給患者較大負擔。外科切除肝癌通常須入院約二十日，比內科局部療法長。但前者也有優點，那就是比較不容易再度發作。

肝癌再度發作有兩種：一種是完成治療病巢後，再度出現癌細胞的「局部再發」；另一種是肝臟其他部位產生新的肝癌，也就是「新生癌」。其中局部再發惡性度較高，會大幅縮短壽命。切除肝癌部位之外的局部療法，相同地點肝癌再發率平均五到十％。相對的，如果連肝癌周邊細胞都切除，局部再發率接近零，治療之後患者平均生存年數最長。

手術的安全性近年來也已明顯提高，手術死亡機率已降低到二％以下。但切除肝癌部位有許多適用條件，若肝功能沒有達到某種標準，仍不可進行手術（參照第142頁）。

手術前應讓患者有充分的理解與選擇

小知識

新的治療方法「肝癌凍結療法」

「肝癌凍結療法」是最新的肝癌治療方法，和經皮酒精注射療法、經皮無線電頻燒灼術類似，都是從腹部往病巢刺針，讓針內部通過零下一百四十度的氬氣，用這種方法冷凍癌症細胞與周圍細胞。持續十分鐘之後，讓刺針溫度升高到十℃左右，癌細胞就會急速膨脹而破裂。

前述實施經皮無線電頻燒灼術的患者，肝癌部位不

外科切除療法與局部療法的比較

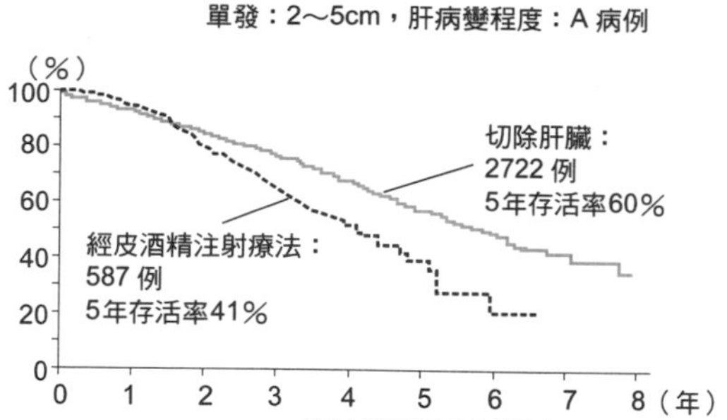

（日本肝癌研究會追蹤調查，1988～1996）

近來經皮酒精注射療法與經皮無線電頻燒灼術等內科局部療法進步神速，即便無法動手術的患者也有機會根治肝癌。但可實施肝癌切除手術的患者，有些也適合實施內科局部療法，因此必須讓患者本人做選擇。當然兩者優劣很難一概而論，但基本上若罹癌部位只有一處，動手術效果最好。

當然局部療法帶給患者的負擔較少，但也有患者認為根治肝癌才是重點，忍受手術痛苦在所不惜。上圖是經皮酒精注射療法與肝臟切除的五年存活率比較，外科切除療法雖然須經歷短暫痛苦，但患者可以得到較高的存活率。

當然若有兩種以上的選擇，醫師應針對不同療法的優缺點向患者進行充分說明，並且尊重患者選擇。

可超過直徑三公分，但凍結療法可以處理五公分以上的肝癌。目前只有少數醫院實施這種新型療法，而實施之際，必須進行一個多小時的局部麻醉。

據統計，到目前為止，日本約有一百個實施「肝癌凍結療法」的病例，其中接近六成是無法實施經皮無線電頻燒灼術等治療的進行性肝癌患者。雖然目前會選擇這種療法的患者肝癌嚴重程度較高，但治療之後，惡性度較高的局部再發率卻低於接受經皮無線電頻燒灼術的患者。

雖然目前這種療法尚未取得健保給付因而極為昂貴，但未來應該會日漸普及。

Q 活體肝臟移植可以在什麼情況下實施？

A 實施活體肝臟移植必須獲得家人充分支持

肝臟移植主要有活體肝臟移植與腦死肝臟移植兩種。活體肝臟移植指提供肝臟的健康捐贈者切除自己部分肝臟，而移植到必須接受肝臟移植的患者（受贈者）身上。一九六三年美國首度實施肝臟移植手術，到了一九八○年代此一醫療技術已經非常普遍，超過一百家醫院每年進行約三千五百件肝臟移植手術。日本直到一九八九年才首度實施活體肝臟移植，到二○○五年為止累積病例已經超過二千例。

日本肝臟捐贈者幾乎都是家人。為了拯救面臨死亡的病人，捐贈者願意犧牲自己提供肝臟，然而這部分終究得尊重當事人的意願。不過，實施活體肝臟移植，有著必須摘除健康者部分肝臟的倫理問題，而且一家有兩個人同時接受手術，精神與經濟負擔也必須評估。更何況再熟練的外科醫師，肝臟移植手術還是會有一定機率產生併發症。

此外，肝癌患者接受肝臟移植未必就能康復。雖然治癒率不斷提高，手術預後狀況仍可能不太理想，手術之前必須有心理準備。

小知識

什麼是「腦死肝臟移植」

日本於一九九七年十月制定「臟器移植法」之後，各醫療機構可依法實施腦死肝臟移植。其做法是，摘除腦死者全部肝臟，然後和受捐贈者的肝臟對調。

所謂腦死，就是腦部受到重創，導致控制呼吸機能、心跳、血壓和體溫調節等身體基本反應的腦幹無法發揮機能的狀態。

不只肝臟，腦死者捐贈的臟器都必須符合各種條件。其中最根本的是，捐贈

免疫抑制與感染預防是重點

隨著活體肝臟移植手術案例增加，這項手術的局限性逐漸被清楚理解。以原發性膽汁性肝硬化為例，移植後五年的存活率高達八五%。反之，B型肝炎肝硬化與肝癌患者，移植後再發率很高，預後狀況通常也不理想。

e抗原陽性患者，因血液中殘留大量病毒聚集在新移植的肝臟，再發機率提高。這是因為實施移植手術之際，醫師會使用防範移植之後出現拒絕反應的免疫抑制劑，病毒因此逃過一劫。這也是病毒性肝硬化患者實施肝臟移植效果不彰的主因所在。目前肝癌患者是否適合活體肝臟移植，已經有所謂的「米蘭判準」。也就是肝癌只有一處且五公分以下，或者不超過三個，每個都不超過三公分，就符合這項基準，可以申請健保給付。四年存活率高達八五%。

適合進行肝臟移植的疾病

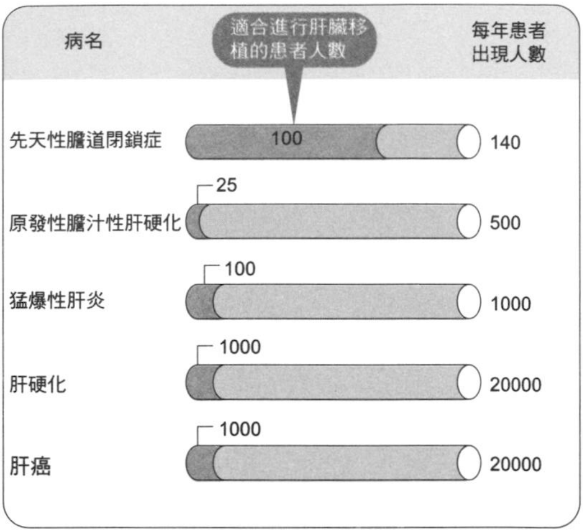

（日本肝臟移植適用研究會，1991）

者必須在生前簽署器官捐贈卡，移植之際還必須獲得家人同意。因此曾簽署腦死器官捐贈卡的捐贈者若腦死之際，主治醫師與移植醫師仍必須和家人取得共識，才可實施手術。

至於哪些患者適合接受臟器移植，則根據疾病種類、疾病症狀與血型等進行評分，選出最適當者。若分數相同，則等待時間較長的人優先。

日本到目前實施腦死肝臟移植只有二十幾件，因此幾乎每件都受到媒體大幅報導。

〈紀錄・保存頁〉

張貼欄①

張貼欄②

紀錄（摘要）

◆本欄用來張貼檢查結果（檢查報告）或剪報資料、醫師聯絡方法及其建議、生活注意事項等。

第5章

如何保肝護肝Q&A

Q 保護肝臟的日常生活注意要點為何？

A 肝病和生活習慣病關係密切

所謂「生活習慣病」，是指飲食生活等日常生活習慣不佳導致的疾病。肝病之中特別被稱為生活習慣病的，主要是酒精性肝障礙、脂肪肝、非酒精性脂肪性肝炎（NASH）。最近醫界證實，C型肝炎和生活習慣病的關係同樣密切。

生活習慣病最常見的共同點是，患者容易出現胰島素抵抗性。胰島素抵抗性的致病原因是肥胖、運動不足、壓力過大與遺傳等，身體細胞對胰島素作用失去敏感度，呈現無法充分吸收葡萄糖的狀態。

調查沒有併發糖尿病C型肝炎感染者的胰島素抵抗性容易發現：HCV帶原、慢性肝炎、肝硬化以及C型肝炎惡化，胰島素抵抗性也會增強。改善C型肝炎患者肥胖問題，肝功能通常就獲得改善的病例越來越多。

占慢性肝炎六〇%的C型肝炎如果是生活習慣病，大部分肝病患者就都有必要改善生活習慣。

A 感冒與便祕時特別需要注意

小知識

肝病患者回到職場時必須注意的事項

罹患肝病而入院的患者，症狀改善之後可以回到職場。此時應避免過度勞累，否則症狀可能再度惡化。

若GOT與GPT值達到兩百到一百時，最好只做輕鬆的文書處理。若原本擔任業務員或者是必須整天站立的銷售員，最好讓公司看醫師診斷書，請調到體力負擔較輕的部門。若上班時少不了重度肉體勞動，就必須除了平常必須注意是否過食與運動不足，肝病患者更須留意感冒與便祕問題。感冒幾乎都是病毒引起，特別是流行性感冒等惡性病毒入侵體內，肝臟多半也會感染而出現機能障礙。肝臟的免疫機能與B型肝炎、C型肝炎等肝炎病毒戰鬥之際，若出現新的敵人，就可能遭受重擊，使得肝炎症狀惡化。

另一方面，便祕容易造成慢性肝炎或使肝硬化患者的病況惡化。便祕時大腸的糞便在腸內細菌的作用下發酵，製造更多氨等毒氣，然後被從腸壁送到肝臟。若肝臟機能下降而無法充分分解氨、進行解毒，殘留血液的氨進入腦部，就可能導致當事人中毒。

嚴重時會產生肝性腦症（參照第128頁），所以便祕患者應報告主治醫師，請醫師開瀉劑處方。此外，平常應多吃富含食物纖維的蔬菜與海藻等食物，並多攝取水分，預防便祕。

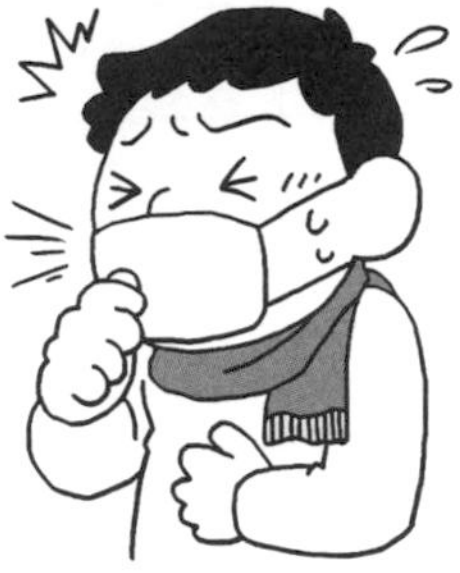

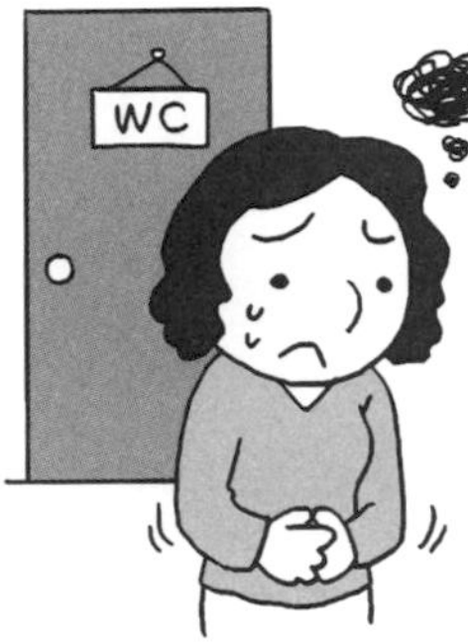

考慮換工作。

即便是行政工作，除非GOT、GPT值降到五十以下，否則不可加班。若能請主治醫師開立「不可加班」診斷書，就可在公司避免無謂的誤會與麻煩。

此外，午飯之後最好坐或躺著休息三十分鐘，放假在家時，也最好保持安靜、盡量休息。

若上班時不容易服藥，不妨與主治醫師商量，將每日服藥三次改為早晚二次。

Q 保護肝臟的飲食注意事項為何？

A 以高蛋白質、高維生素、適當卡路里為原則

要治療肝病、保護肝臟，必須養成規律的飲食習慣。肝病患者應遵守「高蛋白質・高維生素・適當卡路里」的原則。其中最重要的就是攝取足夠的蛋白質。蛋白質是肝臟被破壞後最主要的修復材料。肝臟主要功能生產多達二千種酵素與擊退病毒的免疫物質，而這些酵素與免疫物質都必須以蛋白質為材料。

目前日本醫界建議肝病患者的每日攝取量為每一公斤體重一・五公克的蛋白質。比如：體重六十公斤的人，最好每日攝取九十公克，但可能出現肝性腦症的患者，則減少到每日四十至五十公克。

若要提高蛋白質效率，最好選擇優質且容易消化吸收的蛋白質。適合肝病患者實施飲食療法的優質蛋白質，通常是動物性蛋白質，肝病患者每日所需蛋白質，必須有一半來自動物性食品。代表性食品有雞蛋、牛奶、雞肉、魚肉、大豆與大豆加工食品等。牛肉與豬肉雖也富含優質蛋白質，但脂肪含量太多、不易消化吸收，不適合肝病患者食用。

小知識

什麼是肝硬化患者的「頻次食療法」

肝病患者實施飲食療法，基本上應進行有規則的每日三餐飲食。不過，若從晚飯到隔天早上早餐為止超過十二小時沒有進食，可能因為體內缺乏蛋白質與葡萄糖導致肝功能受損。

因此有些醫師建議患者就寢前吃點宵夜，實施「頻次食療法」。因為除了三餐還加上宵夜（late evening Snack），所以又稱LES療法。

A 肝功能降低時容易造成維生素不足，此時如何補充？

肝病患者肝臟儲藏、合成維生素的機能下降，容易有缺乏維生素的症狀。病毒性與藥劑性等非酒精性肝功能障礙患者，約四〇%有維生素A、C、E缺乏現象。此外，酒精性肝功能障礙者還常欠缺維生素B_1、B_{12}、葉酸等維生素B群。

因此肝病患者必須注意每日攝取足夠維生素，預防維生素缺乏症。一般做成錠劑的維生素，都以石油製品化學合成，送到肝臟後幾乎原封不動排出體外。不僅沒有吸收到營養素，反而增加肝臟負擔，因此最好還是從食物攝取這種營養素。

不只要避免維生素不足，人體要擊退病毒、排除多餘脂肪、修復破壞的肝細胞，都需要各種維生素。

富含維生素的食品

維生素A	雞肝、豬肝、牛肝、鰻魚、牛豬肝醬、芹菜、胡蘿蔔、茼蒿、裙帶菜、韭菜、青江菜、蛋黃、菠菜、鵪鶉蛋、白蘿蔔葉
維生素B_1	營養強化米、小麥胚芽、豬肉（里肌肉、大腿肉等瘦肉）、乾海苔、芝麻、花生、鰻魚、糙米、牛肝、雞肝、脫脂奶粉、裸麥麵包、麥片粥
維生素B_2	鰻魚、營養強化米、烤海苔、牛肝、雞肝、乾香菇、脫脂奶粉、牛豬肝醬、乾裙帶菜、鰻魚內臟、鵪鶉蛋、魚肉香腸、小麥胚芽、納豆、沙丁魚、鯖魚、雞蛋、柳葉魚、咖哩
葉酸	大豆、菠菜、蝦子、馬鈴薯
維生素B_{12}	豬肝、牡蠣、鯡魚
維生素C	芹菜、藍色花椰菜、甘藍菜芽、韭菜花、青椒、草莓、蕪菁葉、青江菜、甜柿、菠菜、白色花椰菜、柳橙、豌豆、洋香瓜、蓮藕、青蔥、甘藍菜
維生素E	大豆油、芝麻油、玉米油、大豆、鰻魚、鱈魚卵、柴魚片

肝硬化患者早上會出現非常飢餓的現象，飯後則反而形成高血糖。因此，就寢前吃消夜也就是分散飲食的LES療法，可以改善這種問題。

臨床也證明，此時服用BCAA顆粒藥（參照第186頁），可改善肝臟各種代謝異常狀況。

實施LES療法必須注意，不可吃太多而導致肥胖。最好遵照醫師與營養師指示，在總卡路里量合理的範圍內進行調整。

肝病患者應多食用或避免食用哪些食品？

應以吃飯攝取足夠醣類

肝病患者實施飲食療法除了攝取足夠蛋白質，醣類與脂肪的攝取量也不可太少。醣類不足時，所攝取的蛋白質會變成熱能消耗掉，就無法發揮修復肝臟細胞的效果。此外，蛋白質變成主要熱能進行代謝時，易產生氨等有毒物質，增加肝臟解毒負擔。

不過，醣類有各種不同類型，砂糖成分也就是蔗糖易造成肥胖與糖尿病，應盡量避免，所以醣類最好從米飯獲得。米飯也含有少量的蛋白質，所以搭配食用富含蛋白質的食品，可以彌補體內不足的胺基酸，提高蛋白質利用效率。

此外，適度攝取脂肪，可幫助體內補充脂溶性維性素A、D、E、K等。

以下食品最好避免食用

加工食品以及速食食品多少含有防腐劑、氧化防止劑、漂白劑、人工著色料、發色劑、調味劑和乳化劑等，有些更含有即使微量也可能致癌的毒性。

當然這些添加物的使用量，政府有關當局都有嚴格規範，健康的人日常生

小知識

魚貝類有益肝臟的原因

醫學報告顯示，肝病患者體內都有飽和脂肪酸增加、多價不飽和脂肪酸減少的現象。脂肪酸是構成脂肪的主要成分，肝病患者必須多攝取多價不飽和脂肪酸，魚肉與大豆含量特別豐富，肉類則以雞肉居多。

另外，魚肉優於牛肉與豬肉，主要原因是可提供含有豐富含硫胺基酸的「牛磺酸」。牛肉與豬肉雖也含有牛磺酸，但這兩種肉類同時含有大量膽固醇，容易讓肝

活少量攝取不必擔心。但畢竟有毒添加物必須由肝臟解毒，肝病患者避免肝臟再度受傷，還是應該避免食用含有添加物的加工食品與速食食品。

此外，放太久的魚乾或油炸過後的油等食物含有大量過氧化脂質，容易妨礙細胞膜發揮正常機能，有礙肝臟健康。

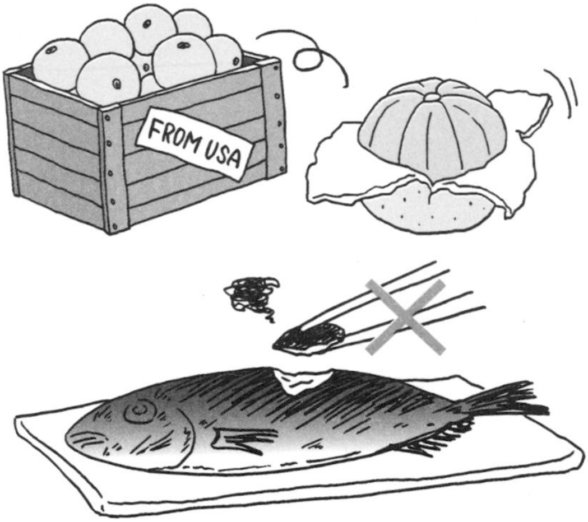

即便是新鮮食材也必須注意蔬果農藥殘留，以及是否塗有防腐劑的問題。食用水果之前最好先削皮。特別是進口的檸檬與柳橙等水果，更須注意。其次魚肉烤焦部分含有致癌物質，容易傷害負責解毒的肝臟，應避免食用。

細胞膜變硬，帶給肝臟不良影響。

因此，從食物攝取牛磺酸應注意食物所含牛磺酸（T）與膽固醇（C）的比例。根據日本國立營養研究所的實驗，若T／C比超過二・〇，代表血液內部膽固醇含量適中，不會對肝臟造成不良影響。

基本上，魚肉含有較多牛磺酸與較少的膽固醇，可說是改善肝功能不可或缺的食物。

Q 肝病患者完全不可攝取酒精嗎？

A 肝病患者攝取酒精必須適量

酒精會把造成體內中性脂肪的脂肪酸從脂肪組織運到肝臟，並且促進脂肪酸合成而讓肝臟累積脂肪。此外，酒精也會讓老化物質過氧化脂肪堆積肝臟，直接傷害肝細胞膜。人體負責分解酒精的臟器是肝臟，酒喝愈多肝臟負擔愈大，因此大部分醫師都會建議，肝病患者絕不可攝取酒精。完全不喝確實對肝臟有利，但事實上有些肝病患者還是可以少量飲酒。

基本上，酒精性肝障礙與脂肪肝患者，應絕對禁止飲酒。此外，治療脂肪肝必須嚴格限制卡路里攝取量，高卡路里的酒精容易妨礙治療工作。

A 實在沒辦法訂出肝休日的人應該……

肝病患者有些適合飲酒，其條件是GOT與GPT值維持低檔，而且處於急性肝炎恢復期或慢性肝炎非活動期。此外，少數非酒精性代償期肝硬化患者也可少量飲酒。

為了讓患者自行控制飲酒量，必須設定「休肝日」。即便沒有肝病的人仍

小知識

喝紅葡萄酒每日以三杯為限

歐美地區近年來導致民眾死亡、排名第一位的疾病是心臟病，主要原因則是攝取過量動物性脂肪。根據研究，各國乳脂肪攝取量與心臟病死亡率關係密切，乳脂肪攝取量較多的國家，民眾心臟病死亡率較高。

唯一的例外是法國。法國傳統料理大量使用牛油與生奶油，飯後餐點也常出現起司，但法國民眾心臟病死亡率卻非常低，因而形成醫學界出名的「法國逆說」。

應避免連日飲酒，每週至少設定二天為「肝休日」，讓肝臟休息。

酒精性肝功能障礙的危險程度，和患者至今的累積飲酒量成正比，總量超過一六〇公斤，可能就會出現酒精性肝功能障礙。以飲用日本清酒為例，若每日飲用五四〇C.C.，連續五年，肝臟可能受損。所以實在沒辦法訂出肝休日的人，最好認真做筆記，了解自己累計的飲酒量。

另外，喝酒攝取的卡路里最好不要超過總攝取卡路里三〇%。

不同類型肝病的酒精攝取容許量

肝病	酒精攝取容許量	容許攝取酒精的日數
急性肝炎（急性期）	禁止	0
急性肝炎（回復期）	每日不超過 360 C.C.	每週二～三次
慢性肝炎（活動期）	禁止	0
慢性肝炎（非活動期）	每日不超過 180 C.C.	每週二～三次
肝硬化（代償期）	每日不超過 180 C.C.	每週二～三次
肝硬化（非代償期）	禁止	0
脂肪肝	每日不超過 180 C.C.	每週二次

這項謎題直到一九九二年才獲得答案。原來，法國民眾嗜喝葡萄酒，所以即便食物含有大量脂肪，還是不易引發心臟病。相關醫學論文指出，紅葡萄酒含有大量多酚，可分解體內過多脂肪。不過，葡萄酒飲用過量、多酚攝取太多，仍會和其他酒類一樣傷害肝臟功能。因此喝葡萄酒仍須節制，最好每日不超過三杯。

Q 民間療法可發揮治療肝病、保護肝臟的效果嗎？

實施民間療法最重要的是持之以恆

民間療法與藥草是民眾根據長期經驗，認為對身體健康有幫助的產物。為何能發揮效用，其中有的尚未通過科學驗證，但我們也不必因此就排斥這些民間療法與藥草，畢竟長期受到民眾重視一定有其道理。

使用民間療法與藥草的條件就是材料容易取得而且沒有危險性。即便有效果，若容易產生危險仍不適合作為民間療法。

以日本為例，一般認為保護肝臟最有效的民間療法是芝麻粉與味噌炒過加味的「芝麻味噌」，以及納豆與味噌磨碎做成的「納豆味噌」和青梅浸釀造醋做成的「梅醋飲料」等。另外，有些食品材料被認為可保肝護肝，如大麥黑醋、蘆葦、枸杞籽、楊梅和李子等。也有一些常被民眾當作「保肝茶」飲用，比如七葉膽、茵陳蒿、山竹麻根、金錢草、連翹、黃耆和牌錢草等。這些民間藥材即便使用量過多或過少，也不至於像化學新藥那樣容易產生危險的副作用。不過，也因為效果不是那麼快且明顯，通常得長期服用才有效果。

小知識

食慾不佳時，從改善餐點擺設做起

治療肝病飲食療法不可或缺，但若療養期間拖長，患者常會有食慾不佳、營養成分補充不足的問題。此時不妨從改善餐點的擺設方式等做起，以促進食慾。

①活用香辛材料

肝病患者應避免攝取過多的食鹽與醬油，結果卻可能因此食之無味。此時不妨利用香辛材料增加食物色香味。比如，食物上擠一些檸檬或柚子，可增添香氣。另

A 可保肝、改善肝病的各種中藥

中藥也有許多肝病處方。比如連西醫也常使用的「小柴胡湯」（參照第178頁），還有「大柴胡湯」、「十全大補湯」、「柴胡桂枝湯」和「補中益氣湯」等都是非常有名、常用來改善慢性肝炎症狀的藥劑。

中藥必須配合患者體質，選擇適當處方。此外，有些中藥服用之後會出現「上半身猛流汗」、「皮膚乾燥」和「容易上火」等症狀，民眾應避免自行購藥服用，因此最好接受精通中藥的醫師診斷而用藥。若無法就醫，也應請教熟悉中藥的藥劑師。

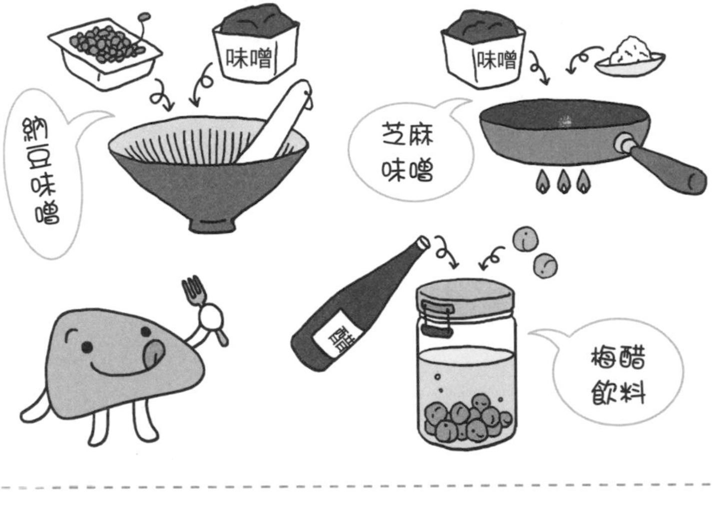

外，還有許多香辛材料可提高口感，讓飯菜更可口。

②適度進行主食變化

每天煮米飯的家庭，肝病患者容易吃膩而失去胃口。不妨搭配製作壽司、煮什錦粥等，讓主食產生多樣變化，促進食慾。

③少量多樣，讓餐桌更活潑且豐富

食慾不振的人看到成堆食物，多半會更倒胃口。所以餐點端上桌不妨「化整為零」，避免一次端出一大盤，而改成少量多樣，讓餐桌更多采多姿。

Q 穴道按摩可改善肝病，究竟如何按壓比較適當？

A 保肝護肝的三大穴道

「勞宮」

勞宮穴可化解全身血液循環惡化導致的瘀血，通暢血流、改善肝臟機能。輕輕握拳，中指與無名指尖端碰觸的手掌心，就是勞宮穴位置。

不妨交叉用另一隻手拇指按壓此穴道，一日三次，每次三分鐘。按壓力量大小以感到舒服為原則。

「期門」

從乳頭垂直往下，來到肋骨下緣的位置就是期門穴，飲酒過度或者工作過於勞累時，期門穴周圍血流狀況惡化容易產生疼痛感。

每天起床與就寢時各按壓期門穴五

勞宮穴的位置

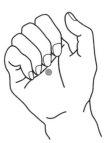

期門穴的位置

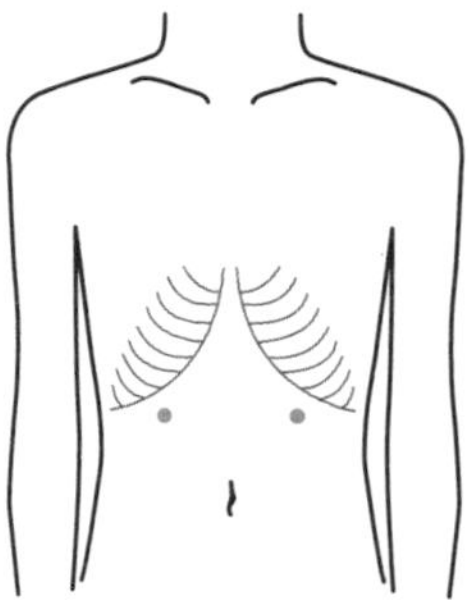

太衝穴的位置

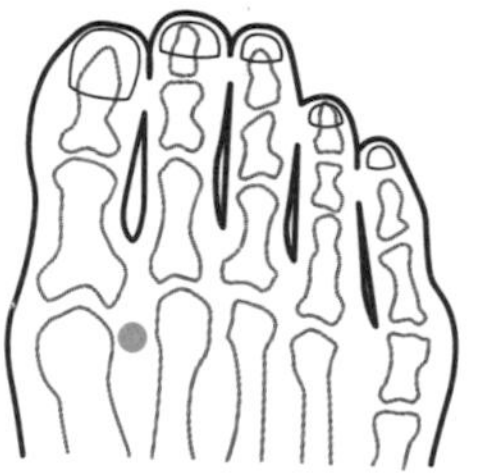

小知識　「抬腳午睡」可活化肝臟機能

有肝病的人若要保護肝臟，最好飯後稍微躺一下。原因是飯後人體吸收的營養素，必須通過門脈才能送到肝臟。門脈為靜脈，血壓遠比動脈低，容易受重力影響。因此肝病患者最好能有空就躺一會兒，讓門脈血流動更順暢。

特別是飯後為了加強消化作用，較多的血液集中胃腸，流入肝臟的血液減少。身體稍微橫躺，可以避免這分鐘左右，可預防惡醉或宿醉，恢復並強化肝臟機能。此外，有黃疸的人，連續按壓期門穴可改善症狀。

「太衝」

手指往腳拇趾與第二根腳指之間的凹陷處輕按，然後往小腿方向移動，碰到骨頭再用力往下壓，覺得會痛的位置就是太衝穴。

每次按壓時間不必太長，從一數到五就可暫時放開，然後反覆進行十次，持之以恆可解消壓力、減輕身體勞累，改善肝病的初期症狀。

A 可提升肝臟機能的背部穴道

位於脊椎骨左右二到三公分、大約背部中央的「肝俞」、「膽俞」和「脾俞」（如圖）三個穴道，和肝臟機能關係密切。特別是肝俞穴，可調整肝臟等消化器整體機能。

若能請家人每日按壓這些穴道，可以放鬆身體，消除疲勞並且達到保護肝臟的目的。

背部三個保肝穴道的位置

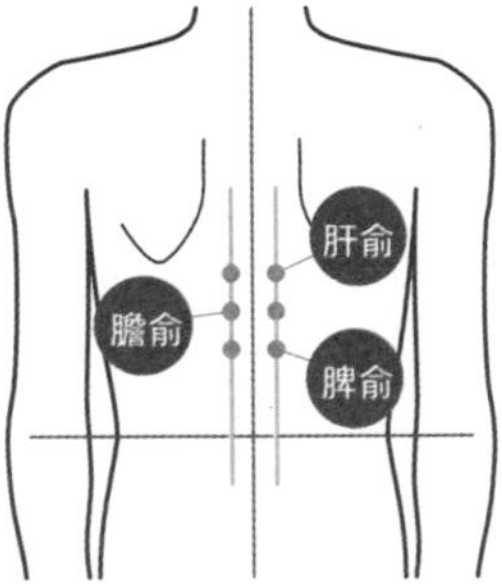

一個人就可實施的「床上護肝穴道按摩」

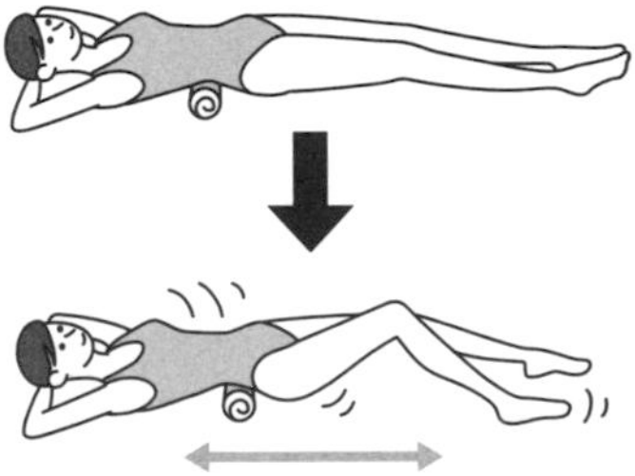

項缺點。肝病患者飯後最好能橫躺三十分鐘左右，維持門脈血流順暢。

沒辦法做到這點的人，不妨進行「抬腳午睡」。做法是輕鬆躺在椅子上，墊高雙腳二十到三十公分，閉目休息。抬高雙腳可讓大腦與其他臟器的血液回流肝臟，達到放鬆身體的目的。

每日進行抬腳午睡，可讓肝臟獲得適度休息，保護肝臟。

Q 哪些營養食品具有保肝護肝的效果？

A 不妨靈活應用各種機能性食品

所謂機能性食品，就是可活化免疫力、除去疾病元凶——活性氧的健康食品。肝病患者要治肝、保肝，首先應改善生活習慣，避免疾病惡化。治療藥劑可使用干擾素與熊去氧膽酸等，若能搭配使用機能性食品，療法會更有效。有些肝病患者使用機能性食品後身體狀況好轉，生活也變得比較輕鬆。機能性食品不具備直接治療肝病的效果，但對抗疾病過程中，還是能發揮正面貢獻。

以急性B型肝炎為例，搭配使用肝庇護藥與機能性食品，多半可以痊癒。慢性B型肝炎患者使用干擾素，明顯治癒率約為五〇到六〇％，此時若能改善生活習慣，並且搭配熊去氧膽酸和有機鍺。另外，食用香菇菌絲體萃取液、發酵鬱金香、蜆或牡蠣萃取液等機能性食品，治癒率還能再提高十五到二五％。

慢性C型肝炎之中，日本人較常見的1型患者，使用干擾素可提高治癒率十五到二〇％；併用熊去氧膽酸、牛磺酸和機能性食品，則可將治癒率提高到四〇％以上。根據筆者二十年以上的臨床經驗，搭配食用機能性食品的慢性C

小知識

咖啡可降低肝癌發生率嗎!?

「每日飲用咖啡的人，和完全不喝咖啡的人相比，罹患肝癌比例只有一半」。二〇〇五年二月，日本厚生勞働省在美國癌症研究專門雜誌發表這樣的研究成果。

這項研究從一九九〇年起進行約十年，由國立癌症中心研究團隊全國九個機構，針對四十到六十歲男女約九萬人進行追蹤調查，結果發現幾乎每天都喝咖啡的人，和幾乎完全不喝咖啡的人相比，罹患肝癌的機率減型肝炎患者，確實較不易罹患肝硬化與肝癌。

對治療肝病有幫助的機能性食品

- 蜆萃取液：這是一種優質蛋白質，可修復破損的肝細胞，且因為含有牛磺酸（胺基酸的一種），具有抗氧化作用。
- 紫芋：含有豐富多酚，發揮抗癌作用與免疫強化作用，並可解除肝病大敵——便祕。
- 蒜精：含有豐富有機鍺，能發揮免疫活化作用與抗腫瘤作用，肝臟急性惡化期效果更明顯。
- 深海鯊魚肝臟萃取液：主成分為角鯊烯（三十碳六烯）、角鯊烯胺與各種維生素，可提高肝臟機能。
- 菇類菌絲體：香菇、巴西蘑菇和靈芝等菇類菌絲體萃取液，具有強化免疫和抗病毒的作用。
- 田七人參：與高麗人參同科的植物，可改善肝臟機能。
- 發酵鬱金香：可改善脂肪肝、酒精性肝炎和病毒性肝炎。

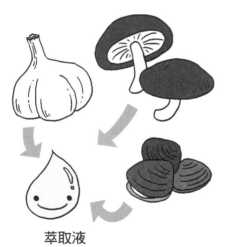

萃取液

少五一%。每日喝超過五杯的人，罹患肝癌的機率更只有不喝者的四分之一。

咖啡可預防肝癌，詳細原因尚未明瞭，一般認為可能是因為咖啡含有大量抗氧化作用的成分。

不過，厚生勞働省同時指出，沒有感染肝炎病毒的人不會罹患肝癌，所以，非感染者拚命喝咖啡沒有預防肝癌的效果。

Q 降低身心壓力對治療肝病有效嗎？

A 肝病患者應適度運動減輕身心壓力

肝病患者最需要安靜休息，但常跑醫院檢查，身心壓力容易提高。壓力對於治療肝病有相當大的負面影響，不得不注意。主要是壓力提高時，流進肝臟的血液會減少，因而增加肝臟負擔，久而久之導致肝功能降低。

肝病患者減壓的最好方式，就是進行適度運動。最近日本醫界流行的做法是，急性肝炎與慢性肝炎患者，由醫師參考各項檢查結果，指導其進行適度運動。即便是肝硬化患者，除非已經出現容易猝死、非常危險的食道靜脈曲張或者腹水，否則應該還是可以適度運動。

A GOT與GPT值一百以下的肝病患者打高爾夫球也OK

肝病患者設定運動量之際，應優先參考的數據是GOT與GPT值。如果GOT與GPT值超過二百，就不適合運動，應讓肝臟休息。

若兩項檢查數值為二百到一百，則可以實施散步等輕鬆的運動。比如以十分鐘的時間步行二百到三百公尺，早晚各實施一次，對於維護肝臟機能與健康

小知識

正確的自宅療養方法

肝病患者實施自宅療養，最重要的是做好日常生活管理，確保安靜。

首先夜晚睡眠必須充足，GOT與GPT值二百到一百的人，應睡足八到十小時、即使數值已降到一百以下，仍須睡足七到八小時。

三餐飯後必須橫躺一會兒，然後保持一到二小時安靜。為了放鬆心情，不妨聽聽輕音樂或者看電視、看報紙、讀書等。也可午睡，但

相當有幫助。

若GOT與GPT值低於一百，散步速度可以加倍（五分鐘走完二百到三百公尺），或者進行騎腳踏車（只限平地）、打保齡球和打撞球等運動，也可在搭乘高爾夫球車的方式下打幾洞高爾夫球。

不過，患者至少每一到四週應前往醫院接受定期檢查，並且請教醫師適當的運動量。慢性肝炎非活動期患者，可以安心地每週打二到三次高爾夫球，但有人因此出現活動性肝炎，不可大意。

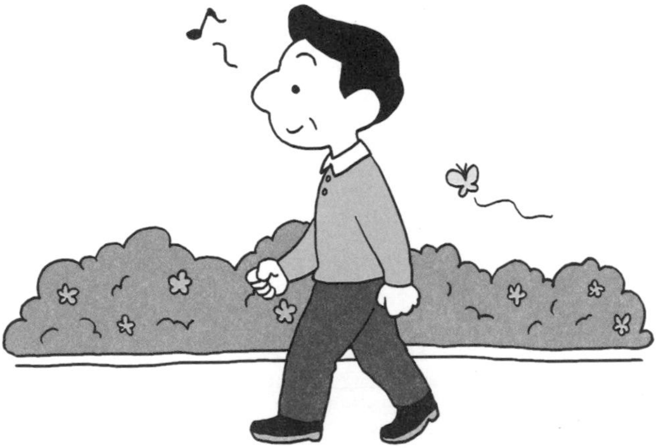

應避免因此夜晚睡不著，午睡時間一小時左右即可。

其餘時間不妨安排運動、做家事、做自己有興趣的事，避免因為罹患肝病就讓生活單調無聊，做家事最好選擇擦皮鞋或者澆花、簡單修剪枝葉等不太勞累的工作。粉刷牆壁、掃落葉、割草等吃重的勞動則應避免。

此外，繪畫、寫書法以及吟唱詩歌等興趣，不會太花體力又可安定精神，不妨多嘗試。

十三畫

十四畫

十五畫

十六畫

十七畫

十八畫

十九畫

二十三畫

九畫

十畫

十一畫

十二畫

五畫

六畫

七畫

八畫

肝病 索引

（依字母、筆畫順序）

一畫

二畫

三畫

四畫

國家圖書館出版品預行編目資料

肝病 / 野村喜重郎監修；蕭志強譯. -- 初版.
-- 新北市新店區 ： 世茂，2007 [民 96]
面；　公分
含索引
ISBN 978-957-776-817-9（平裝）

1. 肝 - 疾病

415.53　　95023803

生活保健室 C34

肝病

監　　修／野村喜重郎
譯　　者／蕭志強
審 訂 者／廖運範
總 編 輯／申文淑
責任編輯／謝佩親
特約編輯／戴嘉宏
封面設計／江依玶
出 版 者／世茂出版有限公司
發 行 人／簡玉芬
登 記 證／局版臺業字第 564 號
地　　址／（231）新北市新店區民生路 19 號 5 樓
電　　話／（02）2218-3277
傳　　真／（02）2218-3239（訂書專線）
（02）2218-7539
劃撥帳號／ 19911841
戶　　名／世茂出版有限公司
單次郵購總金額未滿 500 元（含），請加 50 元掛號費
酷 書 網／ www.coolbooks.com.tw
排　　版／辰皓國際出版製作有限公司
印　　刷／長紅印製企業有限公司
初版一刷／ 2007 年 2 月
四刷／ 2011 年 9 月

定價／ 280 元
SENMON-I KOTAERU Q & A KANZOUBYOU

ISBN-13: 978-957-776-817-9
ISBN-10: 957-776-817-2

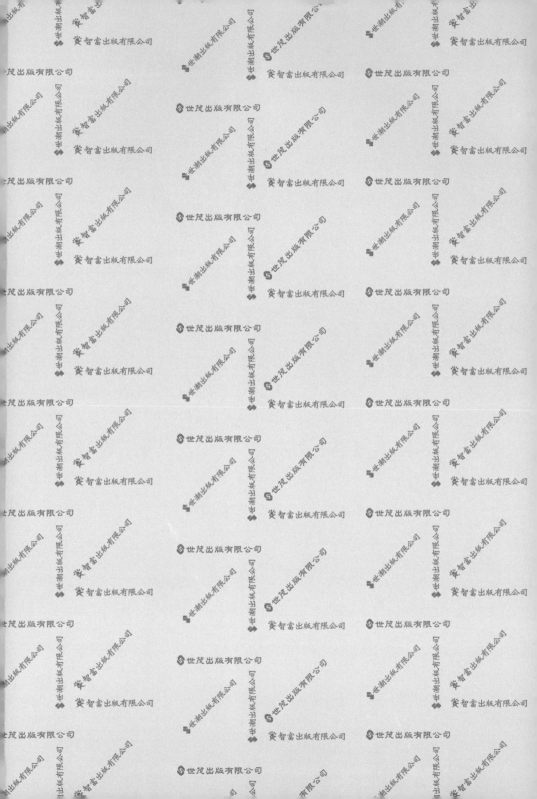

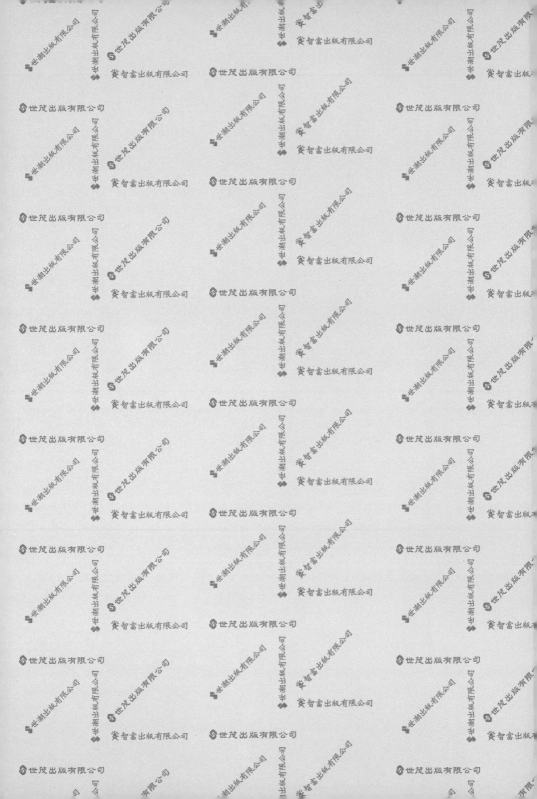